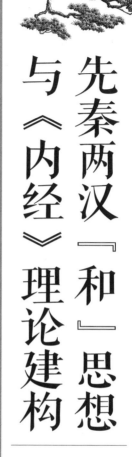

先秦两汉『和』思想与《内经》理论建构

主　编　田永衍

副主编　吴大洲　赵志伟

编　委　任红艳　梁永林

　　　　朱向东　王　凝

中国中医药出版社

·北京·

图书在版编目（CIP）数据

先秦两汉"和"思想与《内经》理论建构 / 田永衍主编 . —北京：中国中医药出版社，2020.10

ISBN 978 – 7 – 5132 – 6315 – 3

Ⅰ . ①先… Ⅱ . ①田… Ⅲ . ①《内经》—研究 Ⅳ . ① R221

中国版本图书馆 CIP 数据核字（2020）第 130486 号

中国中医药出版社出版

北京经济技术开发区科创十三街 31 号院二区 8 号楼

邮政编码 100176

传真 010–64405750

廊坊市祥丰印刷有限公司印刷

各地新华书店经销

开本 710×1000 1/16 印张 12.75 字数 181 千字

2020 年 10 月第 1 版 2020 年 10 月第 1 次印刷

书号 ISBN 978 – 7 – 5132 – 6315 – 3

定价 59.00 元

网址 www.cptcm.com

社 长 热 线 010–64405720
购 书 热 线 010–89535836
维 权 打 假 010–64405753

微信服务号 zgzyycbs
微商城网址 https://kdt.im/LIdUGr
官 方 微 博 http://e.weibo.com/cptcm
天猫旗舰店网址 https://zgzyycbs.tmall.com

如有印装质量问题请与本社出版部联系（010–64405510）

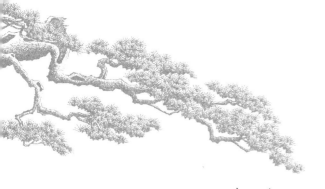

前　言

　　众所周知，《内经》（即《黄帝内经》简称）是中医学的奠基之作，从《内经》开始，中医学才有了完整系统的理论体系，这一理论体系有效地指导了 2000 年以来的临床实践。但《内经》的诸多医学理论是如何发生的？发生之后又是如何建构形成完整理论体系的？从中医学术史的角度看，应该说到目前为止，对这个问题的回答尚不清晰。而《内经》的研究，在经历了 20 世纪之前的文本校勘、训释研究与整个 20 世纪的学术思想、理论体系研究两个阶段之后，需要寻找新的研究突破口。所以，《内经》理论建构研究就成为目前《内经》学科研究的最新动向。

　　从古至今，医学界的基本共识是《内经》理论的形成受到了先秦两汉思想文化的深刻影响。但先秦两汉的哪些思想文化影响了《内经》的哪些理论？这种影响具体是如何体现的？《内经》的理论又是如何从先秦两汉的思想文化土壤中孕育转化出来的？这些问题的答案都必须从先秦两汉思想文化发展史中去寻找。所以，从先秦两汉思想文化发展史的角度研究《内经》理论建构就成为目前《内经》学术界的必然选择。《内经》理论建构研究就是把《内经》理论回归到其发生形成的特定历史思想文化背景下加以综合的动态考察，分析和揭示其发生、发展与演化的历史进程及规律，找出其发生发展的主要的、本质的、必然的因素。

　　"和"思想是先秦两汉的核心思想文化之一，从《诗经》的"和乐且孺"、《尚书》的"燮和天下"，到《淮南子》的"万物和同"、《白虎通》的"阳倡阴和","和"思想渗透到先秦两汉的哲学、历史、政治、伦理、宗教、教育、文学、艺术等方方面面。《内经》在对自然与生命的理解与认识中也处处闪烁着"和"思想的光辉。研究先秦两汉"和"思想与《内经》理论建构的关系，既顺应了目前《内经》学科研究的最新动向，又体现了《内经》理论建构研究的必然选择。

本课题立足中医学与文化学的交叉学科研究，将发生学研究方法与文献学研究方法有机结合，系统研究殷商、西周、春秋、战国、西汉、东汉等先秦两汉六个时期之"和"思想及其发展轨迹，在此基础上揭示先秦两汉"和"思想对《内经》理论建构的影响。梳理了《内经》天道观、天人观、人事观、人体观、养生观、治疗观中的"和"思想及《内经》"和"思想指导下的《内经》疾病治疗中的"和"法、《内经》后"和"思想及"和"法在医疗实践中的丰富与发展流变。我们认为这种研究不仅有助于推动《内经》与中医理论研究的深入，而且有助于促进当代中医学术的发展与临床疗效的提高。

本书第一、二、四、六、七章由田永衍编写，第三章由赵志伟编写，第五章由吴大洲编写。感谢在本书编写过程中提供支持和帮助的任红艳、梁永林、朱向东、王凝等各位同事。由于编者知识经验所限，错讹之处在所难免，敬请方家指正。

田永衍

2020 年 5 月

目 录

先秦两汉『和』思想与《内经》理论建构

第一章 "和"的含义与"和"思想的产生

第一节 "和"的含义

"和"是中国传统文化的基本精神之一。几千年来，从《诗经》的"和乐且孺"、《尚书》的"燮和天下"，到近年来的"和谐社会"理念，"和"思想渗透到中华文明的哲学、历史、政治、伦理、宗教、教育、文学、艺术等方方面面，深刻地影响了国人的生活。

一、"和"意考释

"和"字历史极早，在甲骨文中就有出现，作"龢"。《说文》释："龢，调也。"① 据郭沫若《甲骨文字研究·释和言》一文考证："龢之本义必当为乐器。"② 著者以为，甲骨文之"龢"当为"谐和"义，由"乐和"义抽象而来（详见本文第二部分之殷商"和"意识考）。

金文中还出现"盉"字，《说文》释："盉，调味也。"王国维考证认为，"盉"是调酒之器而非调味之器③。但王文之所谓调酒者，"节酒之厚薄者也"，还是调节酒味。故著者以为，《说文》之释似仍可从（亦见本文第二部分之殷商"和"意识考）。

今"和"字，《说文》载其古字为"咊"，释曰："和，相应也。从口禾声。"段注曰："古唱和字，不读去声，户戈切。"其义为音声相应。

---

① 清·段玉裁.说文解字注.郑州：中州古籍出版社，2006.
② 郭沫若.甲骨文字研究.上海：大东书局，1934.
③ 王国维.观堂集林.北京：中华书局，2004.

著者以为，从文字由繁到简的演化规律来看，"咊"可能是"龢"的简化字。

《说文》"盉"下段注："调声曰龢，调味曰盉，今则和行而龢、盉皆废矣。"说明段氏认为"龢""盉""和"有同义关系。王力则认为"龢""盉""和"是同源字[①]。

《说文》亦用"和"来训释其他字，如"諴，和也"，《尚书·周书·召诰》曰"不能諴于小民"，即不能和洽小民；又如"燮，和也"，《尚书·顾命》曰"燮和天下"，即协和天下；又如"濈，和也"，《诗经·小雅·无羊》曰"尔羊来思，其角濈濈"，濈濈为聚而和顺貌。

此外，著者以为"和"还有弱、顺、交通等义，详见本文第四部分之仲景"和"思想研究。

《尔雅·释诂》曰："谐，辑，协，和也……勰，燮，和也。"郝懿行疏曰："和者，调也，适也，不争也。"[②]

《广韵》曰："和，顺也，谐也，不坚不柔也。"[③]

综上，古"龢"字当表"谐和"义，《说文》之释"龢，调也"无误（此"调"非动词义），因《说文》释"调"为"和也"，段注"调声曰龢"则有偏。今"和"之古字"咊"可能是"龢"的简化字，同时金文"盉"为"和"的同源字。今"和"之谐和、和睦、和平与调和、燮和等义是由"龢"之乐和义与"盉"之味和义抽象而来。

"和"与"合"在表示和谐、燮和义上有同义关系。《广韵》曰："洽，和也，合也。"《诗经·小雅·常棣》曰"妻子好合，如鼓琴瑟"，即意为家事要像鼓琴瑟般和洽、谐和。

二、"和"的内涵

先秦典籍中，最早对"和"的内涵进行比较全面探讨的是西周末的太史伯。《国语·郑语》载，周幽王时，郑伯（即郑桓公，后来

---

① 王力.王力古汉语字典.北京：中华书局出版社，2000.
② 清·郝懿行.尔雅义疏.北京：中国书店，1982.
③ 宋·陈彭年.钜宋广韵.上海：上海古籍出版社，1983.

郑国开国之君）向史伯讨教天下形势。史伯指出，周王"弃高明昭显而好谗慝暗昧，恶角犀丰盈而近顽童穷固，去和而取同"，故"周衰其将至矣"。接着，太史伯提出了著名的"和实生物，同则不继"的论断，曰："夫和实生物，同则不继。以他平他谓之和，故能丰长而物归之；若以同裨同，尽乃弃矣。故先王以土与金木水火杂，以成百物。是以和五味以调口，更四支以卫体，和六律以聪耳，正七体以役心，平八索以成人，建九纪以立纯德，合十数以训百体。出千品，具万方，计亿事，材兆物，收经入，行姟极。故王者居九畡之田，收经入以食兆民，周训而能用之，和乐如一。夫如是，和之至也……声一无听，物一无文，味一无果，物一不讲。"太史伯认为"和"是事物之间或事物内部通过多元因素的相互作用而达到谐和统一的状态（以他平他谓之和），只有多元因素的相互作用，才能使事物生生不息（和实生物）。他以世间百物由土与金木水火杂和而成，五味相和，才能产生可口的食物；六律相和，才能产生悦耳的音乐；善于倾听不同意见的君王，才能"成天下之大功"来说明"和实生物"的道理。反之，若"去和而取同"，则事物因缺乏内部多元因素的相互作用而没有发展前途（"声一无听，物一无文，味一无果，物一不讲"，故"同则不继"）。

其后，春秋晏婴接着太史伯的"和同之辨"，为齐景公讲了君臣"和同"之理。在《左传·昭公二十年》，齐景公认为"梁丘据与己和"，晏子则说："据亦同也，焉得为和？"景公进一步问："和与同异乎？"晏子答曰："异。和如羹焉。水火醯醢盐梅，以烹鱼肉，燀之以薪，宰夫和之，齐之以味，济其不及，以泄其过，君子食之，以平其心。君臣亦然，君所谓可，而有否焉，臣献其否，以成其可；君所谓否，而有可焉，臣献其可，以去其否，是以政平而不干，民无争心。故《诗》曰：亦有和羹，既戒既平；鬷假无言，时靡有争。先王之济五味，和五声也，以平其心，成其政也。声亦如味，一气，二体，三类，四物，五声，六律，七音，八风，九歌，以相成也；清浊大小，长短疾徐，哀乐刚柔，迟速高下，出入周疏，以相济也。君子听之，以平其心，心平德和。故《诗》曰：德音不瑕。今据不然，君所谓可，据亦曰可；君所谓否，据亦曰否，若以水济水，谁能食之？若琴瑟之专一，谁能听之？同之不可也如是。"此段话亦载于《晏子·景公谓梁丘据与己和晏子谏》。在这里，晏子认为，事物的存在是"否"中有"可""可"中有"否"的，君臣之"和"应是"否""可"互补，而不是"否""可"同一。《晏子·内篇·谏上》亦曰："所谓和者，君甘则臣酸，君淡则臣咸。"同时，"和如羹焉""声亦如味"，"和"就像调羹，音乐也像调味，都是不同元素"相成相济"的结果。晏子的"和同之辨"进一步"揭示了事物统一性与多样性的关系"①。

此外，《管子·宙合》曰"五味不同物而能和"，亦认为"和"是不同元素相互调和的结果；《文子·上仁》曰"和者，阴阳调，日夜分"，认为"和"是对立统一双方在动态过程中实现的；《贾谊新书·道术》曰"刚柔得适谓之和"，认为"和"是勿太过、勿不及的适度状态。

孙熙国认为，"和"强调的是事物的异中之同，其要义是差别与对立，"和"以承认无限多样与丰富多彩的事物存在为前提②。蒋明宏等认为，"和"是群居谐一之道③。杨俊英认为，先秦"和"思想有多样的统一、关系的协调、力量的平衡、功能的优化等四个基本特征④。

综上著者以为，从关系角度看：在空间结构上，"和"是对事物内部多个要素或多个事物之间相互依赖、相互制约，从而达到多元统一关系的描述，它以事物存在的多元性与差异性为前提；在时间进程上，这种多元统一关系的保持是一个动态协调的过程。从状态角度看："和"是对事物处于量变状态的描述，它要求事物变化勿太过、勿不及，保持适度状态。一言以蔽之，"和"是"多元的统一、动态的协调、变化的适度"。

① 李鲜.中国古代的"和""同"观与当代文化多样性问题.昆明：云南师范大学，2004.
② 孙熙国.中国古代和谐思想的两大源头——以《易经》和《尚书》为中心的考察.理论学刊，2008（8）：95-98.
③ 蒋明宏，袁坤.先秦"和"学辨.菏泽师专学报，1991（1）：7-11.
④ 杨俊英.论先秦和谐思想及其借鉴价值.学术论坛，2006（6）：70-73.

第二节 "和"思想产生的基础

农耕的经济形式、宗法制的社会结构及伦理——政治型的文化形态是古代中国"和"思想产生的三大基础。

有学者认为，从考古材料推断，中国"和"文化意识与古远的农业聚居文化有关，最早大约可以追溯到旧石器时代晚期[①]。

随着公元前8000年左右冰河期的结束，全球气候转暖。暖和的气候更适宜原始人类的生存，于是人类族群规模不断扩大。当中国大地上的古人类仅靠狩猎和采集经济难以维持庞大族群的需要时，农耕经济便产生了。农业的产生是新石器时代开始的标志之一[②]。位于中国腹地的黄河与长江的中下游地区气候温和，土壤肥沃，灌溉便利，适于人类生产生活，自然而然诞生了黄河与长江流域的早期农耕文明。考古工作者发掘于黄河中下游地区山西、陕西、河南三省交汇处距今7000到5000年的仰韶文化遗址，农具出土甚多，农业以种植粟为主[③]；发掘于长江中下游地区浙江余姚一带距今7000到6000年的河姆渡文化遗址，发现了全世界最早的水稻栽培记录[④]，可见新石器时代中国农耕文明已颇具规模。

农耕经济的特点之一：人与自然是一体的。一方面，天地自然的节律变化决定着人们的生产生活，甚至是命运。天地风调雨顺，则人们丰衣足食；天地风雨不时，则人们困顿失所。正如李泽厚先生所说："以农业生产为基础的人们，长期习惯于顺天，特别是合规律性的四季

---

① 郑涵.中国的和文化意识.上海：学林出版社，2005.
② 焦天龙.试论新石器时代的特征与开始的标志.东南文化，1990（3）：80-83.
③ 詹子庆.先秦史.沈阳：辽宁人民出版社，1984.
④ 萧璠.中国通史.北京：九州出版社，2009.

005

第一章 "和"的含义与"和"思想的产生

气候、昼夜寒暑、风调雨顺对生产和生活的巨大作用在人们观念中留有深刻的印痕"[1]。在这些"印痕"和观念影响下，中国古人很早就开始研究天文，并根据天文来制定历法，利用历法指导农业生产。《史记·历书》记载："黄帝考定星历，建立五行，起消息，正闰余。"《尚书·尧典》亦云："乃命羲和，钦若昊天，历象日月星辰，敬授民时。"这种"顺天应时"的观念是古人自然层次上"和"意识的体现；另一方面，人们在日出而作、日入而息，春种夏长、秋收冬藏的规律自然生活中，内心很容易产生某种安适与谐和感，《诗经·小雅·鹤鸣》就为我们描绘了一幅田园诗般的画卷[2]："鹤鸣于九皋，声闻于野。鱼潜在渊，或在于渚。乐彼之园，爰有树檀，其下维萚。它山之石，可以为错；鹤鸣于九皋，声闻于天。鱼在于渚，或潜在渊。乐彼之园，爰有树檀，其下维谷。它山之石，可以攻玉。"碧野远山，紫檀落叶，鱼翔浅底，鹤鸣九天，诗人愉悦之情跃然纸上。这种安适与谐和感是古人审美层次上"和"意识的体现。修海林亦认为，从"龢"的文化含义上说，它是原始先民对人与自然、人与社会融洽谐和关系的内心体验[3]。

农耕经济的另一特点：定居。定居而稳定的生活，使得家庭很容易繁衍成家族。随着家族的不断壮大和家族内部关系的复杂化，大家族便演化成了氏族部落。氏族部落从本质上说是以血缘为纽带的家长制结构，部落首领便是大家长。部落与部落间由于部落仇恨、争夺资源等主观因素导致的战争在客观上促进了部落的融合，使原来以血缘为纽带的家长制结构具有了地域的性质。血缘与地缘因素整合的结果，形成了中国家长制社会结构的雏形。经过尧舜禹的"禅让"与夏商"家天下"的社会政治实践，最晚在西周，这种社会结构便通过嫡长子继承制、分封制和宗庙祭祀等制度设计固定了下来，正式掀开了中国

① 李泽厚.中国古代思想史论.天津：天津社会科学院出版社，2003.
② 杨青芝.和谐与求和谐：从《诗经》到陶渊明和王维的田园诗.河北旅游职业学院学报，2010（2）：84-87.
③ 修海林."龢"之初义及其文化学研究.中央音乐学院学报，1990（4）：73-76.

宗法制社会的历史。

"家天下"的宗法制社会结构基本特征是"家国同构"，即国是家的放大，君同于父，民同于子。这意味着："用管理自己家族的方式来管理整个天下，便是很自然的事情。"①——《礼记·大学》即言："古之欲明明德于天下者，先治其国；欲治其国者，先齐其家。"于是亲让、和洽等这些处理家族内部事务与关系的有益经验便被扩大运用到了国家层面，从"家和"到"国和"是古人社会层次上"和"意识的体现。

农耕经济基础与宗法制"家国同构"上层建筑的结合，形成了中国传统社会伦理—政治型文化形态。这一文化形态将伦理政治化的同时，也将政治伦理化，在社会生活中强调君臣父子、长幼尊卑等政治伦理关系，强调君令臣忠、父慈子孝、兄友弟悌、夫和妻柔、朋友有信等社会道德，强调社会在伦理—政治的多元因素互动中保持内在的协调以实现秩序与稳定。对多元统一、动态协调、变化适度的追求正是"和"的应有之义，于是先秦哲人不断总结前代认识，从《尚书·顾命》的"燮和天下"，到《国语·郑语》的"和实生物，同则不继"，再到《论语·学而》的"礼之用，和为贵"，再到《礼记·中庸》的"中也者，天下之大本也；和也者，天下之达道也。致中和，天地位焉，万物育焉"，逐步完成了"和"意识的理论升华，将"和"的思想彻底贯彻到了自然、社会、天人等各个领域。

（田永衍）

---

① 沈长云. 中国历史——先秦史. 北京：人民出版社，2006.

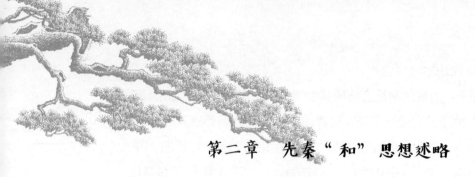

第二章　先秦"和"思想述略

第一节　殷商"和"意识考

一、乐音之和

"和"字在甲骨文中的出现是殷商时期"和"意识已经存在的明证，《甲骨文合集·1240卜辞》云"贞上甲龢暨唐"①，"和"作"龢"。据郭沫若《甲骨文字研究·释和言》一文考证："龢之本义必当为乐器，由乐声之谐始能引出调义，由乐声之共鸣始能引出相应义。"②并引《尔雅·释乐》"大笙谓之巢，小者谓之和"及《仪礼·乡射礼》"三笙一和而成声"之郑玄注"三人吹笙，一人吹和"为证。但郭文始终未明说"龢"究竟为何乐器，从引证来看，似乎其认为"龢"为小笙。

甲骨文中还多次出现"龠"字，《说文解字》（以下简称《说文》）曰："龠：乐之竹管，三孔，以和众声也，凡龠之属皆从龠。"郭文一并指出，"龠"当为编管乐器排箫②。《说文》《尔雅》等早期字书还载"籥"字，《诗经·小雅·宾之初筵》中"籥舞笙鼓、乐既和奏"，一般认为"籥"即"龠"②③，今"龠"为"籥"的简化字。

那么甲骨文之"龢"究竟何解呢？著者以为，根据文字形成与演变的一般规律，"龢"其实就是"龠"。文字之始，书写往往并不统一，

① 方建军.甲骨文、金文所见乐器助祭试探.中国武汉音乐学院学报，2006（2）：82-90.
② 郭沫若.甲骨文字研究.上海：大东书局，1934.
③ 杨逸尘."和"的美学思想探源别说.贵州教育学院学报，2006（5）：85-88.

某字数种来源与写法并存的情况非常普遍，造成大量异体字的存在，甲骨文中这样的例子屡见不鲜，如"競"有七种写法，"祝"有六种写法①。就"龠"而言，"龠""龢""籥"一源而三歧。"龠"为象形，象其编管乐器之形，大约是本字。从乐器形制及《说文》释推测，"龠"可能是最早能吹出和声的乐器；"籥"为会意，意"龠"为竹管所成，大约是后起字；"龢"为形声，因"龠"可以"和众声"，故加"禾"之声旁以表抽象"谐和"义。这从《说文》释"龢，调也""调，和也"及"盭龢于政"（史墙盘）"康谐龢好"（蔡侯申盘）等金文材料②与《诗经》《尚书》等传世文献材料"龢"多作抽象"谐和"义可证。于省吾先生在《甲骨文字诂林》一书中亦认为"龠、籥、龢、龢古本同字，后世始孳乳分化，义有引申"。③

乐声之和其实是一种声音的共振，陈其射在《中国古代律学观》一文中指出，"和"的自然协和关系是异音相从的结果，取决于用标准高度"律"的调节（平），当异音相从（共振）时，即实现了"和"的理想④。当人们闻听"和"的乐声时，内心会引起某种共鸣，心物相感，从而产生一种"和"的体验。《史记·乐书》："乐者，音之所由生也，其本在人心感于物也。"从这个角度讲，甲骨文之"龢"其实也是商人的一种审美体验。

二、饮食之和

先秦"和"字还有另一个同源字"盉"，《说文》曰："盉：调味也，从皿禾声。"从目前材料，"盉"字虽是在金文中才出现，但据"盉"的实物在新石器时代中早期的仰韶文化、河姆渡文化⑤⑥与晚期的大汶口文化、龙山文化遗址均有出土⑦来推断，殷商时期应有此物，后世多

第二章　先秦"和"思想述略

① 陈年福.甲骨文词义研究.郑州：郑州大学研究生学位论文，2004
② 陈双新.乐器铭文"龢""协""锡""雷""霝"释义.古汉语研究，2006（1）：41-44.
③ 于省吾.甲骨文字诂林.北京：中华书局，1996.
④ 陈其射.中国古代律学观.西安音乐学院学报，2000（3）：20-23.
⑤ 王克林.试探新石器时代的医药.文物季刊，1994（4）：28-31.
⑥ 杨古城，曹厚德.六千年前的浙东酒具-盉.浙江工艺美术，1998（2）：32-33.
⑦ 萧璠.中国通史.北京：九州出版社，2009.

据《说文》以"盉"为调味器。王国维则考证认为"盉"是调和水酒之器具，"使盉谓调味之器，则宜与鼎鬲同列，今厕于酒器中，是何说也？余谓盉者，盖和水与酒之器，所以节酒之厚薄者也……若以为调味之器则失之远矣"[①]；王文之所谓调酒者，"节酒之厚薄者也"，还是调节酒味。故著者以为，《说文》之释仍可从，"盉"者，调饮食之味以适口也。今北方将花椒、干姜等饮食调味料称为"调和（huo，四声）"亦即此意。《诗经·商颂》言"亦有和羹，既戒既平"，《尚书·商书·说命下》曰"若作和羹，尔惟盐梅"，可见"和羹"的一个重要特点是口味平正，而这种口味平正的"和羹"是通过盐、梅等佐料调制而成。"和羹"体现了殷商时另一重要"和"意识——饮食之和。

《吕氏春秋·本味》载商汤之相伊尹对调和之事的精彩论述："调和之事，必以甘酸苦辛咸，先后多少，其齐甚微，皆有自起。鼎中之变，精妙微纤，口弗能言，志不能喻。"可见，伊尹不仅将调和之事看作一门技术，更将其看作一种艺术，"口弗能言，志不能喻"正是对这种艺术审美高峰体验的形象写照。

乐音之"龢"与饮食之"盉"虽源起不同，初义有别，但就更深层次而言，都包涵了中国先民的某种特定审美感受，所以有不少学者认同审美心理的原始积淀是中华文化"和"思想的起因之一 [②③]。

"和"乐音之和与饮食之和的源起义在西周与春秋、战国的文献中被广泛呈现，成为谐和、和睦、和平与调和、燮和等引申义的基础。

先
秦
两
汉
「
和
」
思
想
与
《
内
经
》
理
论
建
构

① 王国维.观堂集林.北京：中华书局，2004.
② 修海林."龢"之初义及其文化学研究.中央音乐学院学报，1990（4）73-76.
③ 杨逸尘."和"的美学思想探源别说.贵州教育学院学报，2006（5）85-88.

第二节　西周"和"思想研究

存世文献中，能够基本确定为西周时代材料的不多，一般认为《诗经》"二南"及"雅、颂"大部分、《尚书·周书》大部分（《文侯之命》以上）及《周易》的《经》部分可视为比较集中可靠的西周材料，其余先秦典籍对西周事也有散见记载。统观这些材料，著者以为西周时"和"思想主要体现在《诗经》对"人和"的追求、《尚书》对"政和"的追求、《易经》对"中和"的追求及《国语》对"和同"的追求四方面。

一、《诗经》对"人和"的追求

《诗经》既是我国最早的诗歌总集，也是现存最早反映西周社会生活与文化意识的原始材料之一。

邓春玲从人与自然的亲近、人际关系与伦理的和谐、情与景交融三个角度论述了《诗经》是一首"和"的颂歌[1]。李荀华认为，《诗经》的音律贯穿了"和"的审美取向[2]。赵玉霞认为，《诗经》集中而突出地展示了"贵和"思想，这种"贵和"思想的本质内涵是人与人之间的相亲相爱、和睦共处[3]。虽然《毛诗·周南序》言"治世之音安以乐，其政和；乱世之音怨以怒，其政乖"，认为《诗经》反映了西周与春秋时期"政和"与"政乖"的不同现实。但据文本来看，著者同意邓、赵等人之论，以为"人和"才是《诗经》"和"思想的主旋律。

《诗经》"二南"及"雅、颂"中"和"字共出现 11 次，"合"字

---

[1] 邓春玲.《诗经》是一首"和"的颂歌.文学教育，2009（11）：90-91.
[2] 李荀华.论"和"对《诗经》音律理想化的影响.中国文学研究，2006（4）：61-64.
[3] 赵玉霞.论《诗经》中的贵和思想及与"仁学"的关系.长春大学学报，2006（6）：50-52.

出现 2 次。11 个"和"字中，4 个表示人和（《鹿鸣之什·鹿鸣》"鼓瑟鼓琴，和乐且湛"为欢乐宴饮，极尽宾主之和；《鹿鸣之什·常棣》"兄弟既具，和乐且孺""兄弟既翕，和乐且湛"为丧乱之后，倍惜兄弟之和；《鹿鸣之什·伐木》"神之听之，终和且平"为故旧相聚，畅叙朋友之和）、3 个表示乐音之和（《桑扈之什·宾之初筵》"龠舞笙鼓，乐既和奏"，《臣工之什·有瞽》"喤喤厥声，肃雍和鸣"，《商颂·那》"既和且平，依我磬声"）、2 个表示饮食之和（《桑扈之什·宾之初筵》"酒既和旨"及前引《商颂》之"和羹"）、2 个虽表示器物（《白华之什·蓼萧》"和鸾"，《臣工之什·载见》"和铃"）但也与乐音之和有关。2 个"合"字则表示人与家庭之和（《鹿鸣之什·常棣》"妻子好合，如鼓瑟琴"，《文王之什·大明》"文王初载，天作之合"）。

从《诗经》对"和"与"合"的运用可以看出，其"和"思想有以下两个特点：其一，《诗经》一方面继承了殷商时乐音之和与饮食之和的审美意识；另一方面，更重要的是，人们已懂得并运用通过对乐音之和与饮食之和的欣赏与体会来营造、渲染宴饮时的"人和"氛围。其二，《诗经》将"和"意识从审美回归世俗，由物而及人，在兄弟之和、妻子之和、宾主之和、朋友之和的"人和"咏唱中体现出人性对"和"的天然追求。可见，"人和"才是《诗经》"和"思想的主旋律。

二、《尚书·周书》对"政和"的追求

《尚书》是我国最早的政事文献汇编，《周书》大部分更是西周政治生活的可靠记载。《周书·文侯之命》以上"和"字共出现 22 次，几乎都与政治有关。

"政和"意识大约商代就有，《商书·咸有一德》伊尹告诫太甲："臣为上为德，为下为民。其难其慎，惟和惟一。"即君王对臣下要重视、要慎重，要和谐、要专一。但真正明确将"政和"作为政治目标的是《周书》。《周书·顾命》载，成王临终前告谕康王要"率循大卞，燮和天下，用答扬文武之光训"，意为要率群臣遵循国法，使天下谐和，将文王、武王之遗训发扬光大。在这里，"和"已不仅是《商书》

中那种具体的君臣关系要求，而且升华为政事治理的总目标。

《周书》还围绕"燮和天下"的目标，建立起一整套系统的"和"规范。具体表现在：其一，"和"是政事治理的要求与原则。《周官》"庶政惟和，万国咸宁"，《毕命》"惟周公慎厥始，惟君陈克和厥中，惟公克成厥终"，《君牙》"弘敷五典，式和民则"，此三"和"皆为名词，"和谐"义，指政事治理的要求与原则。其二，"和"是治理的具体方法与尺度。《梓材》"肆王惟德用，和怿先后为迷民"，《洛诰》"以予小子扬文武烈，奉答天命，和恒四方民"，此二"和"皆为动词，"和悦"义，指和悦民众；《无逸》"自朝至于日中昃，不遑暇食，用咸和万民"，《君奭》"惟文王尚克修和我有夏"，此二"和"亦为动词，"谐和"义，指谐和民众、谐和国家；《立政》"相我受民，和我庶狱庶慎"，《君陈》"无依势作威，无倚法以削，宽而有制，从容以和"，此前"和"为动词，表"平治"义，后"和"为名词，表"适度"义，均为政事治理的尺度规范。其三，"和"是对上下、官僚关系的要求。《周官》"宗伯掌邦礼，治神人，和上下"，"推贤让能，庶官乃和"，此前"和"为动词，后"和"为名词，但均表"和谐"义，要求上下、官僚关系和谐，政事有序。其四，"和"是对民众的要求。《康诰》"有叙时，乃大明服，惟民其敕懋和"，《多方》"自作不和，尔惟和哉"，"不克敬于和，则无我怨"，此四"和"表"和顺、和睦"义，要求民众和顺、和睦。其五，"和"是对家庭关系的要求。《蔡仲之命》"懋乃攸绩，睦乃四邻，以蕃王室，以和兄弟，康济小民"，《多方》"尔室不睦，尔惟和哉"，此二"和"为动词，表"和睦、和洽"义，要求兄弟、家庭关系和睦、和洽。

从上可以看出，《尚书》在《诗经》"人和"的基础上几乎将"和"关系扩展到社会政治生活的各个角落，从家庭到民众，从狱讼到治理，从官僚到国家，来实现"政和"的目标。

至于《尚书》与《诗经》对"和"的不同追求，著者以为，一方面，可能是因为《诗经》是文学作品，故更关注人与人的情感及个人感受，而《尚书》是政事文献，故更关注事的规范；另一方面，从

《诗经》的"人和"到《尚书》的"政和"似乎亦可追寻到古人社会"和"意识从家到国的延伸足迹。

三、《易经》对"中和"的追求

《易经》是现存最古老的经典文献之一，它独特的思维方式与丰富的思想内涵对中华文明的发生、发展产生了深远的影响。

《易经》中"和"字出现两次，一为《兑》卦曰："初九：和兑，吉。"一为《中孚》卦曰："九二：鸣鹤在阴，其子和之。"

后一"和"表示"音声相应"义，九二当"中孚"之时，以"刚中"之德居下卦中位，笃诚信实，声闻于外，与上卦九五以诚相接，犹如鹤鸟虽鸣于山阴，而其类亦能遥相应和[①]；前一"和"则体现了《易经》的"和"思想——对"中和"的追求。

"和兑"即"和悦"，《象传》曰："和兑之吉，行未疑也。"意为用温和、平和的态度待人处事，则获得吉祥。因行为端正，故不被猜疑。其"和"为温和、平和义，可进一步解读为适度、勿太过勿不及，此则"中"义。故著者以为，"和兑，吉"又可理解为"中和"则"吉"。再结合《尚书·周书·君陈》"无依势作威，无倚法以削，宽而有制，从容以和……惟厥中"，可以认为西周时"中"与"和"已有合义趋势。

《易经》的"中和则吉"具体体现在卦爻的"当位""应位"与"中位"三方面：其一，卦爻当位则吉（即从下而上，一、三、五位属阳，二、四、六位属阴，阳爻居阳位，阴爻居阴位），反之则凶；其二，卦爻应位则吉（一四、二五、三六阴阳相应），反之则凶；其三，因二五爻居于下卦与上卦之中，故称为中爻。中爻既当位、又应位，即所谓中位，则大吉。

《易经》通过卦爻是否"当位""应位"与"中位"来判断吉凶的方法，充分体现了其对"中和"的追求，故有学者认为，"整部《周

先秦两汉「和」思想与《内经》理论建构

① 曾凡朝.墨子"和"哲学旨要.黄河科技大学学报，2009（2）：28–31.

易》始终都贯穿了'崇中尚和'的思想"①。

四、《国语》对"和同"的追求

《国语》是中国最早的国别体史书，记录了周王室及鲁、齐、晋、郑、楚、吴、越等诸侯国历史，其内容大部为春秋史，但有部分西周材料。

在本文第一部分"和"的内涵下，著者已论述了《国语·郑语》的"和同之辨"。这里需要进一步说明的是，该篇中太史伯在指出"和实生物，同则不继"的同时又特意区分了"和同"与"剸同"之异，提出"务和同"的追求。"于是乎先王聘后于异姓，求财于有方，择臣取谏工而讲以多物，务和同也。声一无听，物一无文，味一无果，物一不讲。王将弃是类也而与剸同，天夺之明，欲无弊，得乎？""务和同"即追求"和同"。在太史伯那里，"同则不继"是指单元的、专一的、绝对的"同"，即"剸同"（王将弃是类也而与剸同）；而多元的、差别的、相对的"同"，即"和同"则是应该追求的目标（先王聘后于异姓，求财于有方，择臣取谏工而讲以多物，务和同也）。

"和同之辨"与"务和同"是"和实生物"的一体两面：一方面要强调"和同"之异，即强调多元的差别与相互作用；另一方面要强调"和同"之一，即强调多元的统一，这才是"和实生物"的完整含义。《国语·周语上》再次提到这种包涵多元与差别的"和同"："恪恭于农，修其疆畔，日服其镈，不解于时，财用不乏，民用和同。"可见"务和同"是西周时重要的思想认识之一。

---

① 张其成.中国传统文化概论.北京：人民卫生出版社，2009.

第三节　春秋"和"思想研究

春秋"和"思想在承继西周"和"思想的基础上向更广、更深的方向发展。《老子》《易传》《礼记》中对天道观与天人观"和"的探讨及《论语》《左传》《国语》中对人事观"和"的探讨已较为深入；医学领域的"和"思想在《左传》《国语》《礼记》《管子》等著作中也已萌芽；《管子》与《晏子》还呈现出数家"和"思想合流的趋势。

一、《老子》

老子又称老聃，春秋后期楚国人，先秦道家思想奠基者。《老子》一书目前有四种版本，即今本、敦煌本、马王堆帛书本、郭店竹简本。一般认为，竹简本最接近《老子》原貌，帛书本与敦煌本次之，今本则可能是战国中期后经人改编了的老子著作。

老子学说以"道"为核心，提出"道生一，一生二，二生三，三生万物"（《四十二章》）的宇宙生成图式。认为天地万物由"道"运动变化而来，其具体过程是：

道生气──→气分阴阳──→阴阳开、阖、枢运动──→生万物

万物生成之后，其存在的状态是"万物负阴而抱阳，冲气以为和"（《四十二章》）。万物内在地蕴含了阴阳二气的因子，在内部与外部阴阳二气相互依赖、相互制约、互根互用的运动之下，万物保持着一种"冲和"状态。到这里，老子学说中"和"的第一层含义——"和"是天地万物的自然存在状态——便呈现了出来。

"道"的特点之一是"空虚"（《第四章》"道冲，而用之有弗盈也"），故老子主张守虚、守中（《第五章》"天地之间，其犹橐籥乎？虚而不淈，动而愈出。多言数穷，不如守于中"），认为"知者不言，

言者不知。塞其兑，闭其门，和其光，同其尘，挫其锐，解其分，是谓玄同"（《五十六章》）。智者不言，言者不智，堵塞耳目口鼻，关上感知的大门，与天地和同，挫其锋芒，解其纷乱，就叫作与"道"齐同。到这里，老子学说中"和"的第二层含义——"和"是人与天地的和同——便呈现了出来。需要指出的是，"和其光，同其尘，是谓玄同"。过去一般释为"含敛光辉，混同尘世，就叫作与道齐同"。近年有学者提出不同看法，认为"光"是天的代称，"尘"是地的代称[①]。著者同意这种说法，并进一步认为"和其光，同其尘"是互文，即与天和同、与地和同，混言之便是人与天地和同。

在"冲气以为和"与"和其光，同其尘"的基础上，老子进一步总结出"和曰常"（《五十五章》）的认识，认为"和"即是"常道"，是世界最普遍的存在，"知和曰明"，懂得了"和"就可以称得上明智了（今本云："知和曰常，知常曰明"，但在帛书甲本与竹简本均作"和曰常，知和曰明"）。老子的"和"思想为我们打开了一扇深入思考天地自然与天人关系的"玄妙"大门。

二、《论语》

《论语》记录了孔子及其弟子的言行，是儒家最重要的经典文献之一。孔子名丘，字仲尼，春秋后期鲁国人，先秦儒家思想奠基者。

《论语》中"和"凡见五章，两章表示"音声相应"与"响应"义（《述而》："子与人歌而善，必使反之，而后和之。"《子张》："夫子之得邦家者，所谓立之斯立，道之斯行，绥之斯来，动之斯和"），其余三章则集中体现了孔子对西周"和"思想的继承与发展。

其一，孔子继承了《易经》的"中和"思想，提出"和为贵"的处事原则。《论语·学而》曰："礼之用，和为贵，先王之道斯为美，小大由之。"认为"礼"的运用，贵在能将大事、小事都处理得恰到好处，"先王之道"这一点是最好的。此"和"作"中和"讲，不仅要和

---

① 沈善增.老子"和光同尘"新解.沪港经济，2008（12）：74.

睦、和谐，而且要"适中"、恰到好处。孔子"适中"的认识在《论语》中屡有体现：《论语·雍也》"中庸之为德也，其至矣乎"，认为"以中为用"是最高的美德；《论语·子路》"不得中行而与之，必也狂狷乎！狂者进取，狷者有所不为也"，认为"中行"之人是最值得结交的。显然，"中庸"与"中行"都内在地包含着和谐。

其二，孔子继承了太史伯"和同之辨"的认识，提出"和而不同"的君子精神。《子路》"君子和而不同，小人同而不和"，认为君子之交，应该求同存异、相互谐和，而不是盲目附和、一味求同。这种"和而不同"的君子精神成为千百年来引导中国"士"人阶层独立自由思考、秉持操守行事的心灵灯塔。

其三，孔子继承了《尚书》的"政和"思想，提出"和无寡"的政治主张。《季氏》"丘也闻有国有家者，不患寡而患不均，不患贫而患不安。盖均无贫，和无寡，安无倾"，认为为政者治理国家不怕财富少，也不怕国家贫穷，最怕不能将国内财富分配均和。财富均和分配，民众便无巨大的贫富差距，从而国家安定，没有倾覆之虞。在"和无寡"的基础上，孔子进一步描述了其"大同"的理想社会。《礼记·礼运》："大道之行也，天下为公。选贤与能，讲信修睦。故人不独亲其亲，不独子其子，使老有所终，壮有所用，幼有所长，鳏寡孤独废疾者，皆有所养。男有分，女有归。货恶其弃于地也，不必藏于己；力恶其不出于身也，不必为己。是故谋闭而不兴，盗窃乱贼而不作，故外户而不闭，是谓大同。""大同"社会，天下为民众所共有，由贤能之人来治理；人与人之间信用和睦，相互关爱，各尽其才，皆得所养；计谋不用，盗贼不作，门户不闭，这就叫作"大同"。由于孔子是主张"和而不同"的，故著者以为"大同"可以看作孔子"和"思想在社会政治领域的最高表现，即所谓"大道之行也"。

孔子的"和"思想成为其后儒家论"和"的起点。《中庸》的"致中和"、孟子的"人和"、荀子的"群居和一"大约均受此影响。

三、《左传》与《国语》

《左传》原名《左氏春秋》，汉代改称《春秋左氏传》，简称《左传》，是中国最早的编年体史书，记录了自鲁隐公元年（前722）到鲁悼公十四年（前453）的历史。《国语》在前已有介绍。同为春秋史料，《左传》与《国语》对事的记载多有重复，但侧重点有所不同，思想观念则多有相似。

《左传》与《国语》之"和"思想除前已做介绍的"和同之辨"外，主要继承与发展了《尚书》及儒家的"政和"认识，并在总结历史经验的基础上提出了"和民""和平"等内政、外交的系统"和"主张，具体表现如下：

在内政方面，治国理政，要在"和民"。《左传·隐公四年》"臣闻以德和民，不闻以乱"，认为"以德和民"则国家治而不乱。《国语·周语中》"古之明王不失此三德者，故能光有天下，而和宁百姓，令闻不忘"，认为君王拥有"义""祥""仁"三德则可使百姓"和宁"，美名流传，故能保有、光大天下；"民和"则国泰，"鬼神降福"。《左传·桓公六年》"于是乎民和而神降之福，故动则有成"，《国语·鲁语上》"夫惠本而后民归之志，民和而后神降之福"；反之则国倾庙覆，《国语·周语下》"上不象天而下不仪地，中不和民而方不顺时，不共神祇而蔑弃五则。是以人夷其宗庙，而火焚其彝器，子孙为隶，下夷于民"；"和民"之道在于"慈民"（爱民）"惠民"（富民）。《左传》从反、正两面论述了"慈民"之重要。《左传·隐公四年》"夫州吁弑其君，而虐用其民，于是乎不务令德，而欲以乱成，必不免矣"，认为州吁"虐用其民"是导致其政治失败的重要原因。《左传·昭公二十八年》提出君王"九德"，其中一德便是"慈和遍服曰顺"，认为君王的慈爱遍及天下百姓，百姓就会归附，故称其为"顺"。《国语》则提出"宽、肃、宣、惠"是为君四要，《国语·周语中》："宽所以保本也，肃所以济时也，宣所以教施也，惠所以和民也。本有保则必固，时动而济则无败功，教施而宣则遍，惠以和民则阜。"其中认为"惠"（予民以利，不与民争利）是"和民"的必要条件，以"惠"和民则民众富足。

在外交方面，与戎、狄处，贵在"和平"。《左传·襄公四年》"请和诸戎"，《国语·晋语七》亦云"夫和戎、狄，君之幸也"，认为与戎、狄处，贵在"和平"。与戎、狄"和平共处"有诸多好处，《左传·襄公四年》："和戎有五利焉：戎狄荐居，贵货易土，土可贾焉，一也；边鄙不耸，民狎其野，穑人成功，二也；戎狄事晋，四邻振动，诸侯威怀，三也；以德绥戎，师徒不动，甲兵不顿，四也；鉴于后羿，而用德度，远至迩安，五也。"认为"和戎"有五大好处：其一，可货物换取土地；其二，可发展农业生产；其三，可增强国家地位；其四，可保存军事实力；其五，可占领道德高地。《左传》与《国语》的"和平"外交思想在今天多元世界格局的国与国关系处理中依然有重要借鉴意义。

此外，《左传》与《国语》还提出保生养命的"平和""适度"——即"中和"原则。《左传·昭公元年》载："晋侯求医于秦，秦伯使医和视之。曰：疾不可为也。是谓近女室，疾如蛊，非鬼非食，惑以丧志。良臣将死，天命不佑。"医和认为晋侯之疾是声色过度所致，已不可治。进而医和阐述了医学史上最早的"六气"概念（天有六气，降生五味，发为五色，徵为五声，淫生六疾。六气曰阴阳、风雨、晦明也。分为四时，序为五节，过则为灾。阴淫寒疾，阳淫热疾，风淫末疾，雨淫腹疾，晦淫惑疾，明淫心疾），并针对"六气"过而成淫的病理提出保生养命的声色有度、起居有常、顺天应时、劳逸有节（故有五节迟速本末以相及，中声以降。五降之后，不容弹矣。于是有烦手淫声，慆堙心耳，乃忘平和，君子弗听也，物亦如之。至于烦，乃舍也已，无以生疾。君子之近琴瑟，以仪节也，非以慆心也……女，阳物而晦时，淫则生内热惑蛊之疾。今君不节不时能无及此乎）等"中和"原则。《国语·晋语八》亦有相似记载，不过较《左传》为略。

《左传》与《国语》的"民和"思想"从不同角度说明了人民的重

要性，民众是君国政治成败的决定性因素"①，这大约对孟子"民为贵，社稷次之，君为轻"的主张有影响；而其对保生养命之"中和"原则的论述，则成为《内经》"和"思想的理论源头之一。

四、《易传》与《礼记》

《易传》是阐释《易经》的文集，《礼记》是阐释《仪礼》的文集，其内容均非一时一人所作，是从春秋末期到战国末期的漫长历史过程中，由孔门中人逐渐编纂而成。此二书虽结集于战国，但其主体思想为孔子及七十子所传，故本研究中将其列于春秋。

《易经》"仰则观象于天，俯则观法于地，观鸟兽之文，与地之宜，近取诸身，远取诸物"的卦象来源及"以通神明之德，以类万物之情"的画卦目的，决定了其根本思维方式是"天人合一"的，思维过程是由天及人，由自然而社会的。作为阐释《易经》的文集，《易传》"和"思想明显体现了《易经》思维方式与思维过程的特点。

《礼记》具有丛书性质，各篇内容来源差异较大，故思想较为庞杂。总体来看，《礼记》肯定"天"的自然属性（如《月令》"天地和同，草木萌动"，《郊特性》"天地合而后万物兴焉"等），注重以天道推衍人事（《礼运》"故圣人参于天地，并于鬼神，以治政也"，《乐记》"大乐与天地同和，大礼与天地同节"等），强调"仁、义、礼"对社会秩序的作用（如《乐记》"仁以爱之，义以正之，如此，则民治行矣"，《经解》"安上治民，莫善于礼"等），其"和"思想呈典型儒家特征。

具体而言，《易传》与《礼记》的"和"思想表现如下：

首先，在天道观上，《易经》与《礼记》均承认"和"是天地之道。《乾卦·彖传》云"大哉乾元，万物资始，乃统天。云行雨施，品物流形。大明始终，六位时成，时乘六龙以御天。乾道变化，各正性命，保合大和，乃利贞"，认为天道变化使"品物流形""六位时成"，

---

① 黄连平.《国语》和《左传》的异同比较.中国青年政治学院学报，2006（4）：132–137.

这种万物各成其形、各安其位、各正其命的状态即所谓"大和";《礼记·中庸》曰"天命之谓性,率性之谓道……中也者,天下之大本也,和也者,天下之达道也。致中和,天地位焉,万物育焉",更是直接提出"中和"便是天地之道,"致中和"则天地各安其位,万物各育形命。

至于天地之"和"的表现,《易传》认为在于日月寒暑的往来,天地阴阳的交感,《系辞下》"日往则月来,月往则日来,日月相推而明生焉;寒往则暑来,暑往则寒来,寒暑相推而岁成焉""天地絪缊,万物化醇,男女构精,万物化生";《礼记》亦认为日月往来、阴阳相巡则"天下和",《礼记·祭义》"日出于东,月生于西。阴阳长短,终始相巡,以致天下之和"。

其次,在天人观上,《易经》与《礼记》均认为"和"是天人之道。《乾卦·文言》云"夫大人者,与天地合其德,与日月合其明,与四时合其序,与鬼神合其吉凶,先天而天弗违,后天而奉天时",认为作为理想人格的"大人",其德、识是与天地自然契合的,故其行事先于天时而天不违其见,后于天时则能奉天顺时;《礼记·中庸》曰"道也者,不可须臾离也,可离非道也。是故君子戒慎乎其所不睹,恐惧乎其所不闻。莫见乎隐,莫显乎微。故君子慎其独也。喜怒哀乐之未发谓之中,发而皆中节谓之和",亦认为作为理想人格的"君子",其德、知是与"道"自然契合的,故其行事皆能合乎"道"的规律与要求。

最后,在"人事"观上,《易经》与《礼记》均认为"和"又是政治之道。政治之道"和"的实现,从顶层来讲,需要治理天下的圣人"仁人爱民""以德治国"。《咸卦·彖传》云:"天地感而万物化生,圣人感人心而天下和平。"此句本义虽是强调"交感"在天地与社会"大和"中的重要作用,但亦可反观出《易传》对政治之道"和"的追求及其实现途径的认识——即"天下和平"是政治的目标,而"天下和平"政治目标的实现,需要圣人之心与普通的民众之心互动,需要为政者对民众的诉求与愿景给予足够重视——即"仁人爱民"。《礼记·昏义》曰："故天下内和而家理……外和而国治……外内和顺，国家理治，此之谓盛德。"认为"和"是"以德治国"的最高要求，若治国理家都达到了"和"的要求，便是为政者最高的"德"。

政治之道"和"的实现，从底层来讲，还需要民众崇礼尚义，君臣父子、长幼兄弟、男女夫妇各安其位。《序卦》："有天地然后有万物，有万物然后有男女，有男女然后有夫妇，有夫妇然后有父子，有父子然后有君臣，有君臣然后有上下，有上下然后礼义有所错。"《家人·彖传》："女正位乎内，男正位乎外，男女正，天地之大义也。家人有严君焉，父母之谓也。父父，子子，兄兄，弟弟，夫夫，妇妇，而家道正。正家而天下定矣。"《礼记·冠义》："凡人之所以为人者，礼义也。礼义之始，在于正容体、齐颜色、顺辞令。容体正、颜色齐、辞令顺，而后礼义备，以正君臣、亲父子、和长幼。君臣正、父子亲、长幼和，而后礼义立。"

需要指出的是，《礼记》还特别关注情志之和，最有代表性者莫若《中庸》，"喜怒哀乐之未发谓之中，发而皆中节谓之和"，似乎认为情志之和是"和"的最典型表现。在《礼记·乐记》中亦多次谈到情志之和，"正声感人，而顺气应之；顺气成象，而和乐兴焉。倡和有应，回邪曲直，各归其分，而万物之理，各以其类相动也。是故君子反情以和其志，比类以成其行""心中斯须不和不乐，而鄙诈之心入之矣"，认为情志之和是君子修身的重要目标与原则。在情志之和的基础上还进一步提出血气之和，《乐记》"是故情深而文明，气盛而化神，和顺积中而英华发外""故乐行而伦清，耳目聪明，血气和平，移风易俗，天下皆宁"；《祭义》"孝子之有深爱者，必有和气；有和气者，必有愉色；有愉色者，必有婉容"，认为"血气和"则人"英华发外""耳目聪明""容色婉愉"（和悦柔美）。

《礼记》对情志之和特别关注的原因，著者以为大约有二：其一，对《乐记》所讨论乐音之和的欣赏，必须依赖人的主观感受。只有"情志平和"，才能"心物相感"；反之，人对"和乐"的"心物相感"又能促进"情志平和"。其二，出于儒家自我修养的需要。

《礼记》关于情志之和与血气之和的论述对《内经》相关医学理论的形成具有十分重要的影响。

五、《管子》与《晏子春秋》

管子名夷吾，春秋早期齐国相；晏子名婴，春秋后期齐国相。《管子》与《晏子春秋》记录了管仲与晏婴的言论与事迹，但与先秦许多典籍一样，均非一人一时之作。目前一般认为，其内容均形成于战国时齐国史官与稷下学者之手，现通行本均是西汉刘向编定。此二书具体内容虽成于战国，但其由来却为春秋思想与事迹，故本研究中将其列于春秋。

管、晏"和"思想除本文第一部分已作介绍之"和同之辨"外，主要表现在以"和"治国与以"和"治身两方面。

管子与晏子"齐国相"的地位决定了他们在思想上特别注重追求"国治"与"国强"，而以"和"治国则是管、晏实现"国治"与"国强"的主导思想之一，具体体现在：

其一，"和合"天道则国治。管子认为，善于治国的理想君王当"和合"天道以为治，据天地日月、四时阴阳之变化以行政令。《管子·四时》云："是故圣王务时而寄政焉，作教而寄武，作祀而寄德焉，此三者圣王所以合于天地之行也。"这种认识，在《管子·七臣七主》中的论述更为明白具体，"春无杀伐，无割大陵、倮大衍、伐大木、斩大山、行大火、诛大臣、收谷赋；夏无遏水，达名川、塞大谷、动土功、射鸟兽；秋毋赦过、释罪、缓刑；冬无赋爵、赏禄、伤伐五谷。故春政不禁，则百长不生；夏政不禁，则五谷不成；秋政不禁，则奸邪不胜；冬政不禁，则地气不藏。四者俱犯，则阴阳不和，风雨不时，大水漂州流邑，大风漂屋折树，火暴焚地燋草"。认为四时政令，"春无杀伐"以养生气，"夏无遏水"以助长气，"秋毋赦过、释罪、缓刑"以肃邪气，"冬无赋爵、赏禄、伤伐五谷"以藏精气；反之，四时"不禁"之政，违天道而伤"和"气，会导致"阴阳不和，风雨不时"而灾害丛生。

《晏子》亦认为"帝王之君，明神之主"当"配天象时""和合"天道以为治，如是则"德厚行广"、政事有序（《晏子·谏篇·上》："是故天地四时和而不失，星辰日月顺而不乱，德厚行广，配天象时，然后为帝王之君，明神之主"），天地赞育、民和国治（《晏子·问篇·上》："举事调乎天，借敛和乎百姓。乐及其政，远者怀其德。四时不失序，风雨不降虐。天明象而赞，地长育而具物。神降福而不靡，民服教而不伪。治无怨业，居无废民"）；反之，君王的治理违背天时，竭力搜刮百姓，则"四时易序，神祇并怨"（《晏子·问篇·上》："上作事反天时，从政逆鬼神，借敛殚百姓。四时易序，神祇并怨"）。

其二，"和合"上下、民众则国强。《管子》从正反两面来说明"和合"上下在国家强盛中的重要性。《管子·五辅》云："上下和同，而有礼义。故处安而动威，战胜而守固，是以一战而正诸侯。"《管子·形势》："君不君，则臣不臣。父不父，则子不子。上失其位，则下逾其节。上下不和，令乃不行。"认为上下"和合"则举国一体、政令通畅、国势强盛；反之则政事混乱、政令不行、国势疲敝。《晏子·杂篇·上》曰："阴水厥，阳冰厚五寸者，寒温节。节则刑政平，平则上下和，和则年谷熟。年充众和而伐之，臣恐罢民弊兵，不成君之意。"本段晏子从鲁国"阴水厥（不见日之冰皆凝），阳冰厚五寸（见日之冰厚五寸）"知悉鲁国"寒温节"、刑政平、上下和、年谷熟，从而得出鲁国国势强盛不可伐的结论，可见晏子亦认为"上下和合"是国势强盛的重要前提。

除"上下和"外，《管子》与《晏子》还特别重视"民和"。对于"民和"，《管子》亦从正反两面来论述。《管子·兵法》云："畜之以道，则民和。养之以德，则民合。和合故能谐，谐故能辑。谐辑以悉，莫之能伤。"《管子·正世》："夫万民不和，国家不安。"认为以"道""德"（关于"道""德"之含义，参见本文《老子》与《庄子》部分论述）来蓄养民众，则民众"和合谐辑"（"谐辑"亦为"和"义，见本文第一部分《尔雅·释诂》）。民众"和合谐辑"则国家强盛，不受他国侵凌；反之，万民不和则邪乱不止，国家不安，国势日衰。《晏子·问篇·上》曰："且婴闻之，伐人者德足以安其国，政足以和其民，国安民和，然后可以举兵而征暴。"《晏子·问篇·下》："先民而后身，先施而后诛。强不暴弱，贵不凌贱，富不傲贫。百姓并进，有司不侵，民和政平。"《晏子》认为君王先民而后己，先施"仁政"后行诛罚则"民和"，"民和"则"政平"，"政平"则"国安"，"国安"则国势强盛，从而可以"举兵而征暴"。

在以"和"治国的问题上，无论是"和合"天道，还是"和合"上下、民众，管、晏都具有儒家色彩。而在以"和"治身的问题上，《管子》表现出道家气象，比较关注"和"精气以养生；《晏子》则表现出儒墨相兼气象，反对"厚身养"，重视"和"道德以修身。

《管子·内业》云："凡人之生也，天出其精，地出其形，合此以为人。和乃生，不和不生。"《管子·内业》："彼心之情，利安以宁，勿烦勿乱，和乃自成……我心安，官乃安……精存自生，其外安荣，内藏以为泉原。浩然和平，以为气渊。渊之不涸，四体乃固，泉之不竭，九窍遂通。乃能穷天地，被四海。"认为人身有形，由天地精气"和合"而生，故养生之道，亦在"精气和平"。"精气和平"的重要前提是"情志和宁"，"情志和宁"则"心安"，"心安"则"官治"，"官治"则"精存"，"精存"则"气生"，"精存""气生"则"精气和平"，"精气和平"则形体强健、寿穷天地。

晏子在治身问题上具有儒墨相兼气象，他反对"厚身养"，《晏子·问篇·上》曰："薄身厚民，故聚敛之人不得行……慈爱利泽加于百姓，故海内归之若流水。"认为君王生活俭朴，对民众"慈爱利泽"，则吏治清明，百姓归附；重视"和"在修身养德中的重要作用，《晏子·问篇·下》曰："君子之大义，和调而不缘，溪盎而不苛，庄敬而不狡，和柔而不铨，刻廉而不刿，行精而不以明污，齐尚而不以遗罢，富贵不傲物，贫穷不易行，尊贤而不退不肖。"在这里，晏子提出了君子修身、养德、处世的十条重要原则，其中两条涉及"和"。一是君子应与俗和调但不循俗以行；二是君子应性和柔但不卑屈（郭象注）。在本篇的另一段，晏子又提出为人的"孝忠和信"四大原则，认为人能做到"孝忠和信"，就可以称得上"荣"了，"事亲孝，无悔往行。事君忠，无悔往辞。和于兄弟，信于朋友……可谓荣矣。"在《晏子·外篇·上》，他还提出通过"乐音之和"以养"德和"的方法与途径，"声亦如味：一气，二体，三类，四物，五声，六律，七音，八风，九歌，以相成也；清浊，大小，短长，疾徐，哀乐，刚柔，迟速，高下，出入，周流，以相济也。君子听之，以平其心，心平德和。"《晏子》认为"乐音之和"可使"心平"，"心平"则"德和"。

"和"精气以养身是《管子》"精气"学说的重要构成部分，这对其后《吕氏春秋》与《内经》精气理论及养生学说的形成有重大意义，而《晏子》的"和"道德以修身则深刻影响了其后儒家学派的个人修养理论。

第四节　战国"和"思想研究

先秦"和"思想至战国，呈诸家相互借鉴、相互融合的发展态势。孟、庄及《黄帝四经》之"和"在继承孔、老基础上又有自己的特点；《墨子》与商、韩等法家从不同角度丰富了"和"的内涵；《荀子》之"和"表现了儒法合流的特征；《吕氏春秋》则集先秦"和"思想之大成，不但在结构上体现了"天人合一"的"和"思想，而且在内容上对先秦"和"思想进行了全面总结。

一、《墨子》

墨子名翟，战国初期鲁国人，《墨子》一书，集中反映了墨子及墨家的思想。

有学者认为，墨子的"兼相爱，交相利""天志"与"明鬼""尚贤""节俭"等主张中均包含着"和谐"的因子①②；还有学者认为，墨子的"兼爱""非攻"思想是中华"和"文化的源泉之一③。著者以为，《墨子》的所有主张几乎都是围绕着"和"而展开，可以说墨家是先秦诸家中最理想化的"和"思想践行者，其具体体现如下：

首先，墨子提倡"俭节"，认为"俭节"则国家"昌和"。墨子提倡"节用"，认为宫室、衣服、饮食、舟车、蓄私（蓄养妾媵私人）为人之五常，但应俭节而有制，不应骄奢淫逸。《墨子·辞过》："凡此五者，圣人之所俭节也，小人之所淫佚也……此五者不可不节。"在"节用"基础上，他还提出"节葬"，认为"节葬"可以节省财力、解放人民（《墨子·节葬下》"细计厚葬。为多埋赋之财者也；计久丧，为久禁从事者也"），从而使国家富、人口增、刑政治，为圣王行政之道（《墨子·节葬下》"今天下之士君子……上欲中圣王之道……故当若节丧之为政，而不可不察此者也"）。《墨子·辞过》总结说："俭节则昌，淫佚则亡……夫妇节而天地和，风雨节而五谷孰，衣服节而肌肤和。"认为"节"是天地之道，"俭节"则国家"昌和"。

其次，墨子提倡"尚贤""尚同"，认为"尚贤""尚同"则"天下和同"。墨子认为，为政者应"尚贤"，即不分贵贱，不别亲疏，尊重、提拔、任用贤人治理国家，《墨子·尚贤下》"是故昔者尧有舜，舜有禹，禹有皋陶，汤有小臣，武王有闳夭、泰颠、南宫括、散宜生，而天下和、庶民阜"，"尚贤"则"国和民阜"；在"尚贤"基础上，墨子还提出"尚同"，认为"义"之不一，是天下纷乱、父子兄弟不和之由，《墨子·尚同上》："古者民始生，未有刑政之时，盖其语'人异义'。是以一人则一义，二人则二义，十人则十义，其人兹众，其所谓义者亦兹众。是以人是其义，以非人之义，故文相非也。是以内者父子兄弟作怨恶，离散不能相和合。天下之百姓，皆以水火毒药相亏害，

先秦两汉「和」思想与《内经》理论建构

① 韩东屏，刘旭.从墨子思想中的"和谐"因子.黄河科技大学学报，2009（2）：33-34.
② 查小艳，夏体韬.墨子的"兼爱"和"节俭"思想对当今构建和谐社会的意义.中国电力教育，2010（16）：143-145.
③ 何芳.从墨子"兼爱""非攻"思想看中国"和文化"的底蕴和意义.淮南师范学院学报，2005（301）：4-7.

至有余力不能以相劳，腐臭余财不以相分，隐匿良道不以相教，天下之乱，若禽兽然。"要实现"天下治"，就要"一同天下之义"。《墨子·尚同中》："察天子之所以治天下者，何故之以也？曰唯以其能一同天下之义，是以天下治。"需要指出的是，墨子虽主张"尚同"，即上下政治（义）的高度一致，但其"尚同"是以"尚贤"为基础的，且认为"上有过则规谏之，下有善则傍荐之"（《墨子·尚同上》），下可以规谏上之过，上要傍荐下之善，故其"尚同"不是独裁，而是所谓"和同"。可见，墨子认为"尚贤""尚同"则"天下和同"。

再次，墨子提倡"兼爱""非攻"，认为"兼爱""非攻"则天下"和亲"。墨子提倡"兼爱"，即人与人之间无差别的关爱，认为天下之人，无论亲疏贵贱、贫富强弱，都应相互关爱。《墨子·兼爱中》："视人之国若视其国，视人之家若视其家，视人之身若视其身。是故诸侯相爱则不野战，家主相爱则不相篡，人与人相爱则不相贼，君臣相爱则惠忠，父子相爱则慈孝，兄弟相爱则和调。天下之人皆相爱，强不执弱，众不劫寡，富不侮贫，贵不敖贱，诈不欺愚。凡天下祸篡怨恨可使毋起者，以相爱生也，是以仁者誉之。"在"兼爱"基础上，墨子还提出"非攻"，认为"古之仁人有天下者"，不是通过战争武力，而是"一天下之和"——使天下百姓和亲、和睦、和谐，利多功大，故有天下。《墨子·非攻下》："是故古之仁人有天下者，必反大国之说，一天下之和，总四海之内焉。率天下之百姓，以农臣事上帝山川鬼神。利人多，功故又大，是以天赏之，鬼富之，人誉之，使贵为天子，富有天下，名参乎天地，至今不废。此则知者之道也，先王之所以有天下者也。"可见，墨子认为"兼爱""非攻"则天下"和亲"。

最后，墨子提倡"天志"，认为顺乎"天志"则"政治民和"。墨子认为天有意志（《墨子·天志上》"天欲义而恶不义"），天志是衡量天下是非、善恶的标准（《墨子·天志上》"我有天志，譬若轮人之有规，匠人之有矩，轮匠执其规矩，以度天下之方圆，曰'中者是也，不中者非也'"），顺乎"天志"则"政治民和"（《墨子·天志中》："故唯毋明乎顺天之意，奉而光施之天下，则刑政治，万民和，国家富，财用足，百姓皆得暖衣饱食，便宁无忧"）。

二、《孟子》与《荀子》

孟子名轲，战国中后期鲁国人。荀子名况，战国末期赵国人。《孟子》与《荀子》两书亦是由孟、荀及其弟子编写而成。作为战国时代时间相去不远的两位儒学大师，孟子与荀子"和"思想主要体现在对"人和"与"中和"的认识上。孟、荀"人和"提法可能源自《左传》与《国语》及管、晏的"民和"，而"中和"思想则源自《尚书》《周易》及孔子。

首先，孟、荀都主张"人和"，认为"人和"则国强。孟子认为，为政者当修"人和"，"人和"则"天下顺之"，"天下顺"则"国固而兵威"。《孟子·公孙丑下》："天时不如地利，地利不如人和……故曰：域民不以封疆之界，固国不以山溪之险，威天下不以兵革之利。得道者多助，失道者寡助。寡助之至，亲戚畔之；多助之至，天下顺之。以天下之所顺，攻亲戚之所畔；故君子有不战，战必胜矣。"那么孟子"人和"的内涵究竟指什么呢？《孟子·梁惠王上》为我们提供了找寻答案的线索："不违农时，谷不可胜食也；数罟不入洿池，鱼鳖不可胜食也；斧斤以时入山林，材木不可胜用也。谷与鱼鳖不可胜食，材木不可胜用，是使民养生丧死无憾也。养生丧死无憾，王道之始也。五亩之宅，树之以桑，五十者可以衣帛矣；鸡豚狗彘之畜，无失其时，七十者可以食肉矣；百亩之田，勿夺其时，数口之家可以无饥矣；谨庠序之教，申之以孝悌之养，颁白者不负戴于道路矣。七十者衣帛食肉，黎民不饥不寒，然而不王者，未之有也。"这段话集中反映了孟子的政事治理思想，即政治上"以民为本"，经济上"置民之产""轻徭薄赋"，文化上"教养孝悌"，从而达到"人和"的目的。可见孟子的"人和"实际是其"仁政"思想的延续和结果，只有实行"仁政"，才能使百姓归附，得道多助，实现"人和国强"。从这一点上说，孟子"人和"似乎受《左传》与《国语》之"民和"，"慈民""惠民"思想影响为多。

荀子"人和"的内涵比较复杂，一方面可能受管、晏对"民和"认识的影响，认为"人和"是"富国"与"王霸"的重要条件，"人和"则国富而"财货浑浑如泉"，"政令行，风俗美"，国家强盛，可成王霸之业。《荀子·富国》："上得天时，下得地利，中得人和，则财货浑浑如泉源，汸汸如河海，暴暴如丘山。"《荀子·王霸》："上不失天时，下不失地利，中得人和，而百事不废。是之谓政令行，风俗美，以守则固，以征则强，居则有名，动则有功。"另一方面，荀子还强调"群居和一"的"人和"，主张通过"礼义"使人各安其分、"各得其宜"，达到社会的"群居和一"，谐和统一，这似乎又是受《易传》与《礼记》思想的影响。《荀子·荣辱》："故先王案为之制礼义以分之，使有贵贱之等，长幼之差，知愚能不能之分，皆使人载其事，而各得其宜。然后使谷禄多少厚薄之称，是夫群居和一之道也。"

其次，孟、荀都主张"中和"。"中和"者，"中正平和"之谓。孟子主张"中和"以处事，《孟子·万章下》："柳下惠，圣之和者也。"柳下惠为何被孟子称为"和圣"？《孟子·万章下》："柳下惠，不羞污君，不辞小官。进不隐贤，必以其道。遗佚而不怨，厄穷而不悯。与乡人处，由由然不忍去也。'尔为尔，我为我，虽袒裼裸裎于我侧，尔焉能浼我哉？'故闻柳下惠之风者，鄙夫宽，薄夫敦。"孟子认为，柳下惠不以君主暗而不事，不以官职小而不受。被任用则坚持原则，充分发挥自己的才干；不被任用、不得志亦不怨恨，不忧愁。不去父母之邦，即使与那些"袒裼裸裎"于身侧之人相处，柳下惠都能"由由然与之偕，而不自失焉"。所以听说柳下惠风范的人，狭隘者变得宽容，刻薄者变得敦厚。可见，柳下惠之所以被孟子称为"和圣"，是因为其处事"中和"，行事"中正"，既能与环境"平和"相处，又能坚持自我。此亦即孔子在《论语·微子》中所说"柳下惠……言中伦，行中虑"，可见孟子的"中和"思想主要源自《周易》及孔子。

荀子亦主张"中和"以处事，但与孟子不同，其"中和"更多的是对为政者处理政事的要求。《荀子·王制》"听政之大分……故公平者，听之衡也；中和者，听之绳也"，认为"公平"与"中和"是为政者处理政事的权衡规矩与绳墨原则;《荀子·致士》"临事接民,而以义变应,宽裕而多容,恭敬以先之,政之始也。然后中和察断以辅之,政之隆也。然后进退诛赏之,政之终也",即政事之始,要以"义"来应对变化,心胸宽广,待人恭敬;之中,要以"中和"的判断和决定来辅助"义";之终,再行进退赏罚,这与《尚书·毕命》"惟周公克慎厥始,惟君陈克和厥中,惟公克成厥终"之语境及内涵相似。可见,荀子"中和"思想可能主要源自《尚书》。

荀子"和"思想除上述两方面外,还有两点内容:其一,"和"是天地自然的有序运动。《荀子》的天道观是自然主义的,他主张"天行有常,不为尧存,不为桀亡"。其自然主义的"天道观"与"和"思想相结合,便产生了"和"是天地自然有序运动的认识,这与老子及《易传》的认识相似。《荀子·天论》:"列星随旋,日月递照,四时代御,阴阳大化,风雨博施,万物各得其和以生,各得其养以成,不见其事,而见其功,夫是之谓神。"认为日月星辰的变化、四时阴阳的转换,都是"神"——天地自然变化的内在动力和规律的表现,"神和"则万物以生,"和"即天地自然的有序运动。其二,"和"是治气养心之术。《荀子》在"人性论"上是主张"性恶"的,故其治理思想除强调外部教化外,还特别强调内部"修养",认为"和"是治气养心之术,这似乎是受管、晏及《礼记》认识的影响。《荀子·修身》:"治气养心之术:血气刚强,则柔之以调和。"养"和"方法上,《荀子》比较强调"乐"的作用,《荀子·乐论》"故乐在宗庙之中,君臣上下同听之,则莫不和敬;闺门之内,父子兄弟同听之,则莫不和亲;乡里族长之中,长少同听之,则莫不和顺",且认为"血气和平"是圣人的重要修养之一。《荀子·君道》:"是故⋯⋯仁厚兼覆天下而不闵,明达用天地理万变而不疑,血气和平,志意广大,行义塞于天地之间,仁智之极也,夫是之谓圣人。"

三、《黄帝四经》

1973年湖南长沙马王堆汉墓出土了包括《老子》甲乙本在内的一

批帛书。其中,《老子》乙卷本前四篇佚文经过唐兰先生考证分别标明为《经法》《十大经》《称》《道原》的四篇古佚书。此四篇即《汉书·艺文志》所载的《黄帝四经》,其成书年代当在战国前期之末到中期之初,即公元前 400 年前后;从内容来看,其成书年代亦应晚于《老子》,作者"很可能是郑国的隐者"。[1]

如前所述,老子的宇宙生成图式为:

道生气——→气分阴阳——→阴阳开、阖、枢运动——→生万物

《黄帝四经》对《老子》的这种宇宙生成学说有一定发展。《四经·十大经·观》"羣羣(混混)[沌沌,窈窈冥冥],为一囷。无晦无明,未有阴阳。阴阳未定,吾未有以名。今始判为两,分为阴阳,离为四 [时]"。《四经》不仅认为道生气、气分阴阳,而且进一步将"阴阳"离为四时——春、夏、秋、冬。四时之气"[刚柔相成,万物乃生,德虐之行],因以为常。"从而道出"其明者以为法,而微道是行",为形而下的人间秩序提出"道"这一层面的理论依据——道生法。

此外,《四经》在《老子》"道大、天大、地大、人亦大。域中有四大,而人居其一焉"的基础上又进一步将人的独特地位予以提高。《黄帝四经·观》:"夫民之生也,规规(目规)生(性)食与继。不会不继,无与守地;不食不人,无与守天。"至此,"黄老"学说由"道"推演出的"天地人"再到"阴阳""四时"完成了宇宙生成图式到人间秩序的完整构建,从而为政治伦理、社会生态、经济生产等方方面面提出了理论依据。

在此宇宙观和世界观下,《四经》"和"思想便一目了然了。兹详述如下:

其一,《四经》对《老子》的"和"思想有着进一步完善,提出"和"是"道"的特质和凭借。《四经·原道》说:"一者其号也,虚其舍也,无为其素也,和其用也。""一"是"道"的名号,虚无是"道"的处所,无为是"道"的根本,"和合"是"道"的作用凭借。换句

① 唐兰.马王堆出土《老子》乙本卷前古佚书的研究——兼论其与汉初儒法斗争的关系.考古学报,1975(1):37-38.

话说，道以和为用。接着《原道》又指出："道高而不可察也，深而不可测也。显明弗能为名，广大弗能为形。独立不偶，万物莫之能令（离）。天地阴阳，[四]时日月，星辰云气，蚑行蟯重（动），戴根之徒，皆取生，道弗为益少；皆反焉，道弗为益。""道"是高远深垠乃至不可探究的。它浩浩然显著却无法称呼，广大无际却不能形容。它独一无二，万物生化都离不开它。天地阴阳、四时日月、星辰云气以及各种动、植物化育生存的资料均取之于"道"，而"道"并不因之而减少；如果反过来把这些都还给"道"，它也并不因之而增多①。由于其"不可察""不可测""弗能为名""弗能为形""莫能离"等特性，故谓"道"以"和"为用，且只能以"和"为其作用方式而作用于万物的有序运行，而这一凭借即为"和"，中和、和合。

其二，《四经》对《老子》之"和"思想进一步具体化，指出"和"是形与名的有机统一。《四经·名理》："天下有事，必审其名。名[理者]，循名究理之所之，是必为福，非必为示才（灾）……形名出声，声实调和。"天下所有的事物，都要审查它们的名称。名理的含义包括在行事上要因名知实、因实察理和在理论方法上把握其内在的实质这样的双重含义。做到了这一点，便可以辨明是非，正确的可以给人带来福吉，错误的就可以带来灾患。所有事物都有形名，而每一具体事物又都有它的具体名称，事物有具体名称与其具体事实相吻合。此说明确指出了形名相符乃"和"，故而"执道者"才能"虚静公正，乃见[正道]，乃得名理之诚"。

其三，《四经》继承并提升了《老子》的人的重要性，指出"人和"是"政和"的基础。一方面，《四经·六分》："王天下者之道，有天焉，有地焉，有人焉，三者参用之，[然后]而有天下矣。万民和辑而乐为其主上用，地广人众兵强，天下无敌。"君主要想称王天下，必须参合天时、地利、人事三方面因素，然后才能广有天下。只有百姓和睦，甘愿为国君效力，地域广大，民人众多，军队强盛，才可无敌

先秦两汉『和』思想与《内经》理论建构

---

① 陈鼓应.黄帝四经今注今译.北京：商务印书馆，2007.

于天下。此为百姓层面的社会和。另一方面为家庭和，《四经·称》："内事不和，不得言外"，明确指出君主如果连自己家庭内部的事情都不能理顺，就没有资格来讨论国家的事情，家庭和睦为社会、国家强盛的基础。

四、《庄子》

庄子名周，战国中后期宋国人，大约与孟子同时而稍晚。《庄子》一书，目前一般认为，《内篇》为庄子自著，《外篇》《杂篇》为其弟子或后学所著，故本研究以《内篇》为主。

与老子一样，庄子学说的出发点也是"道"，但老子的"道"是抽象的存在（《老子·二十五章》"有物混成，先天地生。寂兮寥兮，独立不改，周行而不殆，可以为天下母。吾不知其名，字之曰道"），本体论意味更浓；庄子的"道"虽亦有其抽象性，但可为人所感知，是实在的存在（《庄子·大宗师》"夫道，有情有信，无为无形，可传而不可受，可得而不可见"）。"实在"的"道"虽"无所不在"（《庄子·知北游》"东郭子问于庄子曰：所谓道，恶乎在？庄子曰：无所不在……在蝼蚁……在稊稗……在瓦甓……在屎溺"），但又"通为一"（《庄子·齐物论》"道通为一"），这就是庄子"齐物论"思想的基础。故庄子认为"天地与我并生，而万物与我为一"（《庄子·齐物论》），表面看来不同的天地万物（如物我、寿夭、彼此）是"齐一"的，"是"与"非"亦然，任何"是"同时又是"不是"——即"非"（《庄子·齐物论》"是不是……是若果是也，则是之异乎不是也，亦无辩"）。因此，庄子主张通过"忘年忘义"（忘却生死、是非）"和之以是非"（调和是非）而"休乎天钧"（达到自然的协调、谐和，见于《齐物论》）。到这里，庄子提出了其"和"思想的核心理念——休乎天钧。

需要指出的是关于"休乎天钧"的解释。"休乎天钧"，郭象注："莫之偏任，故付之自均而止也。"成玄英疏："天均者，自然均平之理也。"王先谦集解："言圣人和通是非，共休息于自然均平之地。"认为

"休"为"休息"义，"天钧"为"自然均平"义。

《说文》释："休，息止也。""至，所止也。"故"休"有"至"，即"达到"义。"天"在庄子那里有狭义与广义之分。狭义之天即天空（《庄子·逍遥游》"天之苍苍，其正色邪"）；广义之天指自然而然的存在（《庄子·齐物论》"是以圣人不由，而照之于天"及此处之"天"）。"钧"同"均"，"平均、均匀"义，引为"协调"（《诗经·小雅》"我马维骃，六辔既均"）[①]。"天钧"，著者解为"自然的协调、谐和"，即"天和"。《庄子·知北游》《庚桑楚》皆有"天和"的提法，"若正汝形，一汝视，天和将至""故敬之而不喜，侮之而不怒者，唯同乎天和者为然"，且与此处语境颇为相似。有学者亦认为"天钧"指自然造化，即天地万物及其运动规律[②]，故"休乎天钧"即"达到自然的协调、谐和"。

在老、庄那里，"道"为天之道，"道"在于万物则体现为"德"，《老子·五十一章》："道生之，德畜之，物形之，势成之。是以万物莫不尊道而贵德。"《庄子·天地》："故通于天地者，德也；行于万物者，道也……德兼于道，道兼于天。"既然"道"在天为"均"、为"和"，其在万物体现的"德"自然也就以"和"为本质属性了，《庄子·缮性》即直接说"夫德，和也；道，理也"。

"和德"在于人表现为"才全而德不形"（《庄子·德充符》）。所谓"才全"，即认识到天命之流行，人事之变化，非人力所能及，故任其自然，不乱天和，不扰精神（《德充符》"死生存亡、穷达贫富、贤与不肖、毁誉、饥渴、寒暑，是事之变、命之行也；日夜相代乎前，而知不能规乎其始者也。故不足以滑和，不可入于灵府"）；所谓"德不形"，即使内心保持如水般平静，不为外物所扰（《德充符》"平者，水停之盛也。其可以为法也，内保之而外不荡也"）。如此便可以通于美好的"和德"而万物自然亲附（《德充符》"德者，成和之修也。德不形者，物不能离也"），进而达到畅游、逍遥于无穷的"道"的境界中，

先秦两汉「和」思想与《内经》理论建构

① 古汉语常用字字典．北京：商务印书馆，1979.
② 连登岗．释《庄子》"天钧"．青海师专学报，2004（6）：26-28.

实现与"道"一体①（《庄子·齐物论》"振于无竟""寓诸无竟"）。

可见，庄子"和"思想从逻辑上来讲是从"道和"（亦即"天和"）到"德和"（内心的谐和），从实现途径上来讲又是从"德和"到"道和"，其核心是"休乎天钧"。

比较老子与庄子之"和"思想，我们就可以看出老庄均追求人与天地之谐和。但老子强调人通过对天地的被动顺应而达到天人之和，这种"和"对人而言是外向的；而庄子则强调人通过对自我心灵谐和的追求而达到天人之和，这种"和"对人而言是内向的。

五、《商君书》与《韩非子》

商鞅，战国中期卫国人，秦孝公时相秦。韩非，战国末期韩国人。《商君书》与《韩非子》是战国时期法家著作的代表。与一般印象中法家学派"严刑峻法""刻薄寡恩"的面孔不同，他们也有"和"的主张，但"和"在他们那里更多的是目的与结果，"法"则是实现这个目的与结果的手段。

"以法治国"思想最早由《管子》提出，《管子·明法》曰："威不两错，政不二门，以法治国，则举错而已。"认为"以法治国"，则政事就有了具体标准，君主所要做的只是依法行事罢了。《管子》还认为，"法"是君王治理天下之"至道"，刑政不应有亲疏之分，而应一断于法，《管子·任法》："故法者，天下之至道也，圣君之实用也……不知亲疏远近贵贱美恶，以度量断之……以法制行之，如天地之无私也。"需要指出的是，就整体思想来看，《管子》在治国上其实是主张儒道法并用的。

商鞅继承了《管子》"以法治国、一断于法"的"法治"思想，并将其发挥至极致，故在先秦法家中，商鞅一派最重视"法"的治理功能。《商君书》提出"刑无等级，一断于法"的彻底"法治"主义，认为"法"是治国的唯一标准，卿相将军以至大夫庶人，有犯法者都要

① 舒铖.《庄子》"天钧""两行"说新识. 天津社会科学, 1986（3）: 17-20.

受到"法"的制裁,《商君书·赏刑》:"所谓壹刑者,刑无等级。自卿相将军以至大夫庶人,有不从王令,犯国禁,乱上制者,罪死不赦。"但《商君书》又认为"法治"的目的在于通过法律的规范以实现天下大治,进而彻底消除刑法,以"利天下之民",此即其所谓"借刑以去刑",《商君书·开塞》:"夫利天下之民者,莫大于治。而治莫康于立君。立君之道,莫广于胜法。胜法之务,莫急于去奸。去奸之本,莫深于严刑。故王者以赏禁,以刑劝。求过不求善,借刑以去刑。"除"借刑以去刑"的"和"目的论外,《商君书》还提出"法和一体"的间接手段论,认为只有通过"刑赏"手段,才能使"大邪不生""细过不失",一国行之,则境内治;天下行之,则天下治而"至德复立"。从这个意义上来说,"刑"即"德","暴"即"义",此又其所谓"刑反于德,义合于暴",《商君书·开塞》:"故王者刑用于将过,则大邪不生;赏施于告奸,则细过不失。治民能使大邪不生,细过不失,则国治,国治必强。一国行之,境内独治;二国行之,兵则少寝;天下行之,至德复立。此吾以效刑之反于德,而义合于暴也。"从这些论述我们也可以看出,即使在主张彻底"法治"主义的商鞅学派那里,他们也并不彻底反对"德""义"等教化概念。

韩非是先秦法家思想之集大成者,其"法术势"理论综合了商鞅、申不害、慎到的"法治"、老庄与《管子》的道法、《荀子》的儒法等"法"思想。就《韩非子》中的"和"思想而言,"和"既是目的,又是直接手段,即"术",这体现在以下三方面:

首先,人主治人之术,在于虚静以养"和德"。韩非认为,"静退"(虚静、退让)是人主之道(《韩非子·主道》"人主之道,静退以为宝")。"静退"则超然事外,超然事外则能看清事物的本质,看清了事物的本质则赏罚分明(《主道》"不自操事而知拙与巧,不自计虑而知福与咎。是以不言而善应,不约而善增。言已应则执其契,事已增则操其符。符契之所合,赏罚之所生也"),故人主应虚静以养"和德"。"和德"积则"能御万物","能御万物"则天下"无不克"(《韩非子·解老》"知治人者,其思虑静;知事天者,其孔窍虚。思虑静,故德不去；孔窍虚，则和气日入，故曰'重积德'。夫能令故德不去，新和气日至者，蚤服者也，故曰'蚤服是谓重积德'。积德而后神静，神静而后和多，和多而后计得，计得而后能御万物，能御万物则战易胜敌，战易胜敌而论必盖世，论必盖世，故曰'无不克'"），故"和"是人主治人的修养之术。韩非虚静以养"和德"的认识显然源自老庄与《管子》，这也是其"道法"思想的一个重要组成部分。

其次，人主治国之术，在于先"法"后"和"。韩非是荀子的学生，故荀子儒法思想对其有一定影响。荀子在国家治理上主张"隆礼重法"，即儒法结合的治道，《荀子·成相》云："治之经，礼与刑，君子以修百姓宁。"但荀子是"礼"在"法"前的，故《荀子·成相》又曰："明德慎罚。"韩非思想中亦有儒法结合的影子，但却是先"法"后"和"，"法"在"儒"前的，这一点不同于荀子，《韩非子·八经》曰："是故上下贵贱相畏以法，相诲以和。"此外，韩非在主张君主独尊的同时，也重视君臣的"和调"，《韩非子·扬权》云"是故明君贵独道之容。君臣不同道，下以名祷。君操其名，臣效其形，形名参同，上下和调也"，这似乎也可看作是儒法结合的表现。

最后，人主欲"入多"（国家收入多），在于教导民众"和"四时而"种树"（从事农业生产）。在《韩非子·难二》中，韩非借"李子"之口，论说了众多增加国家收入的方法，其中一条便是"举事慎阴阳之和，种树节四时之适"，即教导民众"和"四时而"种树"。这种农业生产中"顺天应时"的"和"思想由来更为古老，可以说是先秦的普遍认识。

法家"和"思想为我们展现了先秦"和"思想的另一个侧面，丰富了"和"的内涵。

六、《吕氏春秋》

《吕氏春秋》又名《吕览》，是战国末年秦相吕不韦主编的巨著，因其广收儒、道、法、墨、兵、名、阴阳等诸家思想，内容庞杂，故历来被归于杂家。

孔令梅认为，《吕氏春秋》之"和"思想主要体现在音乐、养生、处世、治国等四方面[①]；于川认为，《吕氏春秋》的音乐美学思想，反映了先秦以来儒道二家"中和"思想的融合[②]；王燕琴认为，"天人合一、天人相类"是《吕氏春秋》行政理论的原则[③]。著者以为，"和"是《吕氏春秋》的基本思想。

从宏观结构来看，《吕氏春秋》十二纪、八览、六论，以"上揆之天，下验之地，中审之人"为编著原则，将天、地、人一以贯之，体现了"天地人"合一的"和"思想特征；从具体内容来看，《吕氏春秋》无论是天道观、天人观、人事观，还是养生观，处处都渗透着"和"思想，故曰"和"是《吕氏春秋》的基本思想。

其一，《吕氏春秋》结构之"和"。《吕氏春秋》十二纪以配天时、八览以配人事、六论以配地利，体现了其《序意》篇所谓"上揆之天，下验之地，中审之人"的旨意。其中十二纪每纪首篇先论当月天地变化及天子顺天行政之要，接着四篇再论述天子及庶民具体如何顺天行事。十二纪以阴阳五行为基本框架，将"四时五行"与十二月相配，表现出春生夏长、秋收冬藏的特征；八览以"天人感应"贯通天地人，论述了人及其相互关系与人之修养；六论以"地之道"来讲社会治理与政治事务，贯穿了"顺天道"与"治人性"的原则，体现了三才合一。吕艺先生认为，《吕氏春秋》的总体结构是据"法天地"以行人事的基本思想来设计，十二纪按"天曰顺"的规律安排人事；六论按"地曰固"的特性广加推绎；八览则按"人曰信"的要求论述人事行为规范[④]。可见，《吕氏春秋》在结构安排上体现了"天人合一"的"和"思想特征。

其二，《吕氏春秋》内容之"和"。

首先，天道唯"和"。在天道观上，《吕氏春秋》综合了《易传》

---

① 孔令梅.论《吕氏春秋》之"和".宿州学院学报，2010（4）：3–5.
② 于川.《吕氏春秋》美在"中和"思想浅析.安徽农业大学学报，2004（6）：107–110.
③ 王燕琴，董立功.天、人、政——《吕氏春秋》中的天人关系及其运用.法治与社会，2009（7）：289–290.
④ 吕艺.论《吕氏春秋》的结构体系.北京大学学报，1990（5）：63–71.

与老、庄的认识，将《庄子·天下》中的"太一"概念拓展到老子"道"的高度，认为"太一"是万物之源（《大乐》"万物所出，造于太一，化于阴阳"）。"太一"生万物的逻辑过程是"太一出两仪，两仪出阴阳。阴阳变化，一上一下，合而成章"（《大乐》），具体体现为"天地有始，天微以成，地塞以形。天地合和，生之大经也"（《有始》）。如果以图式来表现，则为：

太一──→两仪（天地）──→阴阳和合──→万物化生

可见，在《吕氏春秋》的理论体系中，"太一"虽是万物之源，但其化生万物的具体功用却是由天地阴阳的交感和合变化来承担──这是《吕览》天道唯"和"的第一层意思，即万物由天地阴阳和合而生；万物生成之后，须依靠阴阳雨露的滋润以长养，《贵公》曰："阴阳之和，不长一类；甘露时雨，不私一物……万物皆被其泽、得其利。"此处，《贵公》本义虽是以天地泽万物之无私，来说明君王治天下之无私，但亦可反观出其万物被天地阴阳之"和"方得以长养的思想──这是《吕览》天道唯"和"的第二层意思，即万物由天地阴阳之和而长。

其次，天人在"和"。《吕氏春秋》以"法天地"（《序意》）来安排全书的结构，其天人"和"思想在十二纪中表现得最为典型。十二纪六十篇，一言以蔽之，则曰"布德和令"（据时令以行政令，见于《孟春》）。《吕览》认为，春令当养春生之气，体现在政令上要注重养生，故其春纪着重讨论养生之道，包括《本生》《重己》《贵生》《情欲》《尽数》《先己》等篇对养神养形的论述及《贵公》《去私》《当染》《功名》《论人》《圜道》等篇对养性养德的论述；夏令当养夏长之气，体现在政令上要注重教化，故其夏纪着重讨论教化之道，包括《劝学》《尊师》《诬徒》《用众》等篇对教化的目的与方法的论述及《大乐》《侈乐》《适音》《古乐》《音律》《音初》《制乐》等篇对音乐与教化关系的论述；秋令当养秋收之气，体现在政令上要注重兵战，故其秋纪着重讨论兵战之道，包括《荡兵》《振乱》《禁塞》《怀宠》等篇对战争目的的论述及《论威》《简选》《决胜》《爱士》《顺民》《知士》《审己》

《精通》等篇对战胜之道的论述；冬令当养冬藏之气，体现在政令上要重葬重死，故其冬纪着重讨论丧葬死节之道，包括《节丧》《安死》《异宝》《异用》等篇对丧葬之道的论述及《至忠》《忠廉》《当务》《长见》《士节》《介立》《诚廉》《不侵》等篇对士人节义的论述[①]。《吕氏春秋》"布德和令"的思想与《管子》的"务时而寄政"思想相似，但其论述更为宏大，渗透了法、道、儒、兵、墨等诸家认识，表现出杂家典型的兼容并蓄特征。

再次，人事重"和"。在人事观上，《吕氏春秋》综合了儒、道、名等各家思想，将"和"作为教化之道与治理之道。

《吕览》"和"是教化之道的论述主要集中在夏纪中。夏纪从师生关系与音乐功用两个角度论述了教化之"和"：师是"教"的主体，生是"化"的对象，师生关系是教化之道的重要内容。在师生关系上，《吕览》认为尊师是"君子之学"的前提，不尊师意味着"背叛"，"背叛"之人贤主不纳，君子不交（《尊师》"君子之学也，说义必称师以论道，听从必尽力以光明。听从不尽力，命之曰背；说义不称师，命之曰叛；背叛之人，贤主弗内之于朝，君子不与交友"）。尊师非常重要的要求之一就是与老师相处，态度要恭敬、颜色要和悦、说话要谨慎（《尊师》"必恭敬、和颜色、审辞令……此所以尊师也"），故"和"是师生关系的一种规范；音乐是天地间谐和的典范（《大乐》"凡乐，天地之和，阴阳之调也"），是非常重要的教化手段（《适音》"凡音乐通乎政，而移风平俗者也，俗定而音乐化之矣……故先王必托于音乐以论其教"）。在音乐功用上，《吕览》认为谐和的乐音可以使人心气平和而行事适当（《适音》"故乐之务在于和心，和心在于行适"），通过和乐的教化还可以使君臣和乐、远近和睦、百姓和悦、宗室和合（《大乐》"故能以一听政者，乐君臣，和远近，说黔首，合宗亲"），使民众崇尚道义、行为合乎规范（《音初》"故君子反道以修德，正德以出乐，和乐以成顺。乐和而民乡方矣"）。可见"和"是教化之道。

①黄伟龙.《吕氏春秋》研究.兰州：西北师范大学，2003.

先秦两汉「和」思想与《内经》理论建构

《吕览》"和"是治理之道的思想主要体现在顺天应时、以德治国与正名审分、无为而治两方面。《精通》云："德也者，万民之宰也……圣人形德乎己，而四方咸饬乎仁。"认为"德"是万民的主宰，圣人以"德"的标准来要求自己，则四方就会统一于"仁"的规范。《上德》曰："为天下及国，莫如以德，莫如行义。以德以义，不赏而民劝，不罚而邪止，此神农、黄帝之政也。"认为"德"与"义"是治理天下的关键所在，以"德义"治国，不用赏赐，民众自然受到鼓励；不用刑罚，邪僻自然停止不行。故顺天应时、以德治国则"政平人和"（《音律》"夹钟之月，宽裕和平，行德去刑，无或作事，以害群生"）；《正名》云："名正则治，名丧则乱。"《审分》曰："故至治之务，在于正名。"《吕览》认为"正名"是治理之先，名正则国治。正名的目的在于"审分"，即明确君臣各自的职守，将适当的人放在适当的位置上（《审分》"有道之主，其所以使群臣者亦有辔。其辔何如？正名审分，是治之辔已。故按其实而审其名，以求其情；听其言而察其类，无使放悖"）。正名审分，人君便可以无忧无劳、无为而治，无为而治则天下自"和"（《审分》"名正则人主不忧劳矣。不忧劳则不伤其耳目之主。问而不诏，知而不为，和而不矜，成而不处……若此则能顺其天，意气得游乎寂寞之宇矣，形性得安乎自然之所矣。全乎万物而不宰，泽被天下而莫知其所自姓"）。

最后，养生贵"和"。在养生观上，《吕氏春秋》继承了《管子》与《易传》的"精气"学说及老、庄虚静自然的观念，将"和"作为养生的重要原则。

对生命的认识上，《吕览》继承了《管子》与《易传》的"精气"论，认为世间生命是"精气之集"的结果，精气集于人则表现为智慧（《尽数》"精气之集也，必有入也。集于羽鸟与为飞扬，集于走兽与为流行，集于珠玉与为精朗，集于树木与为茂长，集于圣人与为夐明"）。"精气"之于人身，有两方面的意义：一方面，人身精气贵在行而不已，精气的正常运行即"精和"。"精和"则肢体轻健，病无由生（《达郁》"凡人三百六十节……精气欲其行也，若此则病无所居而恶无由生矣"。《尽数》"和精端容，将之以神气。百节虞欢，咸进受气"）。另一方面，"精气"之体表现为"形"，"精气"之用表现为"神"，"精气"与"神"均安于"形"（《尽数》"精神安乎形"）。"精和"则"神和"，"神和"则"形和"（《本生》"天全则神和矣，目明矣，耳聪矣，鼻臭矣，口敏矣，三百六十节皆通利矣"），精和、神和、形和则"年寿得长"（《尽数》"精神安乎形，而年寿得长焉"）。

《吕氏春秋》还提倡顺应自然之理以养生。《尽数》云"圣人察阴阳之宜，辨万物之利以便生"，认为圣人应顺应自然之理，与万物并生于阴阳之门。顺应自然之理的具体措施之一就是在阴阳转换的仲夏时节清心寡欲、饮食清淡、心志虚静以养"和"气，《仲夏》"是月也，日长至。阴阳争，死生分。君子斋戒，处必掩，身欲静无躁，止声色，无或进，薄滋味，无致和，退嗜欲，定心气，百官静，事无刑，以定晏阴之所成"，《达郁》"心志欲其和也"，《吕氏春秋》顺应自然之理以养生的思想是其天人之"和"在养生观的表现。

《吕氏春秋》"和"思想是对先秦"和"思想的一次全面总结，为其后"和"思想在包括医学在内的社会各个领域的渗透与发展奠定了必要的基础。

（田永衍）

第三章 两汉"和"思想述略

两汉时代作为我国历史上一个非常重要的历史时代，上承先秦诸子百家，下启魏晋哲学，为中国哲学思想发展的重要新阶段[1]，先秦诸子的思想亦在此一时期呈现出兼容与综合的态势，并得到了"整合和解释"[2]。此一时期，铸就了中华民族文化的主体特质和民族精神。

两汉时期的"和"思想的发展脉络呈现出明显的"继承—整合—再阐释—发展"这一模式，无论是集道家之大成的《淮南子》，还是初步建立天人相应的阴阳五行宇宙图式的《春秋繁露》，甚或相继将儒家思想整合、发展并最终确立为国家意识形态的《盐铁论》《白虎通义》等，在对"和"思想的内在精神构建与外延观念拓展方面均有意或无意地做出了意义非凡的贡献。而"和"思想在此一时期的构建与发展上涉及天道观、政社观、自然观、人事观等方方面面。

概言之，"和"思想作为中华民族文化的重要精神内核，在此一时期得到了极大的发展和阐释，并在秦汉一统的政治文化架构下深入了民族的血脉中，构成了中华民族精神的主要精神内涵之一。

---

[1] 李泽厚.中国古代思想史论.北京：生活·读书·新知三联书店，2008.
[2] 葛兆光.中国思想史·第一卷.上海：复旦大学出版社，2016.

第一节　西汉"和"思想研究

西汉（前202—8年），历经约210年，本节主要选取了贾谊《新书》、刘安《淮南子》、董仲舒《春秋繁露》、恒宽《盐铁论》、刘向《新序》和《说苑》等几本重要的经典文献作为此一时期"和"思想演变脉络的集中体现，并进行了浅略分析。

其中，贾谊《新书》在对先秦道家"天道观"的吸收和继承上，提出了天地"六理"与人之"六行"的和合，并进一步阐发了"和政""和礼仪"的意义和必要性；《淮南子》继承并发展了《吕览》的"天道惟和"观，认为"和"是天地之所以生成的根据，修正并完善了《吕览》的"十二纪"，强调了"社政和""养生和"；《春秋繁露》以"天人感应"为理论轴心，突出了"天道和""王道和""礼乐和"等观念；《盐铁论》主张政治上对外"和平"，对内"调和"，达到内外和谐；《新序》《说苑》则主要继承并整合了前人关于"和"的系列认识，认为政治"和"为政治之大本，既是对群臣（和顺、恭敬）、君子、百姓（和谐、仁爱）的日常要求，也是上至君王群臣下至平民百姓做人做事的基本哲学（中和为度）。

总之，整个西汉时期，"和"思想的发展总体上表现出一种前后递次承接、吸纳整合与深层拓展的态势，极大地丰富了"和"思想的深层内涵，并为东汉时期"和"思想的进一步发展和完善奠定了坚实的基础。

一、《新书》

贾谊（前200—前168年），洛阳（今河南洛阳）人，为汉文帝时期杰出的政治家、思想家和文学家。贾谊《新书》为西汉后期刘向整理编辑而成，初称《贾子新书》，为贾谊论著的汇编。

《新书》凡 58 篇，多为贾谊任文帝少子梁怀王太傅时所作，其内容也多以治国安邦与民生大计的政治策论有关。作为汉初著名的政论家、思想家、文学家，贾谊的思想主要建立在总结秦朝灭亡教训的基础上以望匡正汉朝儒本法佐的政治蓝图，"和"思想可以说是贾谊思想的主要基调。其"和"思想具体表现如下：

首先，贾谊继承并发挥了先秦道家关于"道"的认识，提出其"六理"学说，主张"六法""六合""六行""六术"与"六理"的和合统一。《新书·六术》言："德有六理，何谓六理？道、德、性、神、明、命，此六者，德之理也。六理无不生也，已生而六理存乎所生之内，是以阴阳天地人，尽以六理为内度，内度成业，故谓之六法。六法藏内，变流而外遂，外遂六术，故谓之六行。是以阴阳各有六月之节，而天地有六合之事，人有仁义礼智信之行。行和则乐兴，乐兴则六，此之谓六行。阴阳天地之动也，不失六行，故能合六法。人谨修六行，则亦可以合六法矣。"道、德、性、神、明、命，是谓六理，它蕴藏于天地间已存在的所有事物内部，天、地、人、阴阳均以此为内涵和法则，其外在的形式表现为"六法"，蕴藏于德内、表现于外的则称为"六术"。阴阳有六个月的节令，天地则有上下东西南北六合，而人有仁、义、礼、智、信等善行。如果人类的行为与六理、六行、六术、六法、六合相和则乐兴。正是因为阴阳、天地的运行持续恒动的坚持了此六理，所以能与六法相合。

其次，贾谊将道家"无为而治"的政治观引入孟子的"民本""仁政"观，主张"行仁义"，提出"和"乃政和和兵胜的根本。第一，"民本"思想贯穿于贾谊思想的始终，《新书·大政上》言："闻之于政也，民无不为本也。国以为本，君以为本，吏以为本。故国以民为安危，君以民为威侮，吏以民为贵贱，此之谓民无不为本也。"民众是国家长治久安的根本，国、君、吏必须以民为行政处事的根本，进而强调："夫民者，万世之本也，不可欺。凡居于上位者，简士苦民者是谓愚，敬士爱民者是谓智。夫愚智者，士民命之也。"指出是否爱民为统治者愚蠢与智慧的区别，只有君主爱民，方可境内和合，《新书·道术》曰："请问术之接物何如？"对曰："人主仁而境内和矣，故其士民莫弗亲也；人主义而境内理矣，故其士民莫弗顺也；人主有礼而境内肃矣。"第二，在此基础上，贾谊重点提出"民和"乃政和的根本，并且直接关系到战争的胜败。《新书·修政语下》："周武王问于粥子曰：'寡人愿守而必存，攻而必得，战而必胜，则吾为此奈何？'粥子曰：'唯，攻守而胜乎同器，而和与严其备也。故曰：和可以守，而严可以守，而严不若和之固也；和可以攻，而严可以攻，而严不若和之得也；和可以战，而严可以战，而严不若和之胜也，则唯由和而可也。'"进攻与防守固然很重要，但是最重要的还是民众团结，与君王上下一心，方可进退有度，一举取得胜利，因此说"凡有守心者，必固之以和，而谕之以爱，然后能有存也"（《新书·修政语下》）。诸侯凡防守必定想得以保全，这时就必须使民众团结一心，表现出对民众的仁爱和亲近，然后就一定能保全国家，而这一切则与"和"民、"和"政密切相关。

最后，贾谊指出"礼仪和"是国家长治久安、社稷稳固、天下有序的重要基础。贾谊对其生活的时代进行了深刻理性的分析，认为在一片风平浪静的表面下隐藏着尖锐的社会矛盾和危机：民变将起、诸侯僭越、割据反叛，此均为政权稳固的极大威胁；社会风气也"今俗侈靡，以出相骄，出伦逾等，以富过其事相竞。今世贵空爵而贱良，俗靡而尊奸富。民不为奸而贫，为里骂；廉吏释官，而归为邑笑；居官敢行奸而富，为贤吏；家处者犯法为利，为材士。故兄劝其弟，父劝其子，则俗之邪至于此矣"（《新书·时变》），潜藏着动乱危机。因此，贾谊提出必须"行礼仪"。何为礼？贾谊《新书·礼》认为："礼者，所以固国家、定社稷，使君无失其民者也。主臣，礼之正也；威德在君，礼之分也；尊卑大小，强弱有位，礼之数也。"礼为巩固政权、安邦定国，使得天子受百姓爱戴的规章制度。君臣形名相合为礼的根本，君主行使威权、施行德政是礼的内容，尊卑强弱各自安位乃礼的定数。"仁人行其礼，则天下安，而万理得矣"（《新书·礼》），仁德之人若能遵照法理行事，天下就会安定，万事万物亦可以各得其理义。因此，当务之急必须"改正朔，易服色制度，定官名，兴礼乐"（《汉书·贾谊传》），以"立君臣、等上下、使纲纪有序、六亲和睦"（《新书·俗激》），如此方可"诸侯轨道，百姓素朴，狱讼衰息"（《汉书·贾谊传》）。至此，贾谊所言之"礼"便得到具体体现："君仁臣忠，父慈子孝，兄爱弟敬，夫和妻柔，姑慈妇听，礼之至也。君仁则不厉，臣忠则不贰，父慈则教，子孝则协，兄爱则友，弟敬则顺。夫和则义，妻柔则正，姑慈则从，妇听则婉，礼之质也。"（《新书·礼》）而至于行礼仪的原则和法度则是"逮至德渥泽洽，调和大畅"，直至帝王的仁义恩泽施于万物，天地阴阳调和顺畅。

二、《淮南子》

《淮南子》又称《淮南鸿烈》《刘安子》，为西汉淮南王刘安及其门客所作。因其以"黄老思想"为主体，为道家思想的"集大成者"，故而被梁启超先生赞之为"西汉道家言之渊府，其书博大而有条贯，汉人著述中第一流也"[1]，被《汉书·艺文志》列入杂家类。

据《汉书·艺文志》记载该书原有论"道"之《内篇》二十一篇、《外篇杂说》三十二篇；《汉书·淮南衡山齐北王传》载"淮南王……作《内书》二十一篇，《外书》甚众，又有《中篇》八卷，言神仙黄白之术，亦二十余万言"，然而今仅存内篇。

大体而言，其书由形而上的宇宙图式和形而下的社会秩序两部分组成。[2] 同《吕氏春秋》一样，该书作者意在建立一个贯穿天、地、人与宇宙的无所不包的理论体系和知识框架。正如《淮南子·要略》所说："夫作为书论者，所以纪纲道德，经纬人事，上考之天，下揆之地，中通诸理。"这与《吕氏春秋·序意》之"上揆之天，下验之地，中审之人"之论如出一辙。

---

① 梁启超.中国近三百年学术史.北京：中国画报出版社，2010.
② 殷玮璋，曹淑琴.中国全史·秦汉思想史.北京：人民出版社，1994.

由于其内容多取于《老》《庄》及《四经》《吕氏春秋》①，故《淮南子》在形而上的宇宙观认识脉络上与前四者一脉相承，并且结合了当时的天文学成果对宇宙的形成与发展做了具体说明，进一步阐明了"道"的出现和作用，这与《老子》和《黄帝四经》所谓的"道生万物""道生法"有着明显不同。② 在形而下的人间秩序上面，以"道"为理论基础和法则，讲了"恬愉虚静"的人生观、以"法治"为条件的"无为而治"以及"养性"的社政观和继承自《老子》的朴素的辩证法。

由此，《淮南子》之"和"思想表现如下：

首先，《淮南子》继承并完善了《吕览》的"天道惟和"，更加凸显了"太上之道"的绝对优先，作为全书立论的依据和凭借。《淮南子·原道》提出："夫太上之道，生万物而不有，成化像而弗宰，跂行喙息，蠉飞蠕动，待而后生，莫之知德，待之后死，莫之能怨……与刚柔卷舒兮，与阴阳俯仰兮。"太上之道，衍生万物而不据为己有，任由万物化象却并不去主宰它们。飞、奔、爬的各种动物均凭借"道"在一定时间里产生，却并不知所受"道"之恩泽，因此衰老死亡也并不心生怨念。道虚无缥缈，感应万物不露形迹、从不虚动。和刚柔一起卷舒屈伸，和阴阳一起俯仰降升。它"覆天载地，廓四方，柝八极，高不可际，深不可测，包裹天地，禀授无形……横四维而含阴阳，纮宇宙而章三光"，贯穿于宇宙、社会、人类，囊括鬼神，是一种必须遵循的支配性原始力量和法则。在此论点基础之上，《淮南子·原道》又接着说"泰古二皇，得道之柄，立于中央。神与化游，以抚四方……无为为之而合于道，无为言之而通乎德，恬愉无矜而得于和……其德优天地而和阴阳，节四时而调五行……含德之所致也"，认为远古的伏羲、神农正是因为掌握了"道"的关键，才毅然挺立于天地之中央与大自然合一，很好抚定了天下。而道之关键在于"和合"，二王顺应自然行事，都与"道"契合，自然而然所发之言论都符合"德"，他们恬

先秦两汉「和」思想与《内经》理论建构

① 徐复观. 两汉思想史·第二卷. 上海：华东师范大学出版社，2001.
② 祝瑞开. 两汉思想史. 上海：上海古籍出版社，1989.

恢安适、不骄不矜，使得上下内外和谐，他们的德行使得天地和顺、阴阳调和、四季和谐、五行有序，这一切均是因为胸怀德泽的伏羲、神农二王遵循了"道"这一基本原则，才得以和谐天下、兴盛太平。

其次，《淮南子》修正并完善了《吕览》的"十二纪"，前者在后者的基础上对宇宙的起源（《淮南子·俶真》）、宇宙的空间（《淮南子·天文》与《淮南子·坠型》）、时间（《淮南子·时则》）、宇宙与人类的微妙对应关系、幽冥（《淮南子·览冥》）与世间的互动关系、人类自身的起源及生存（《淮南子·精神》）等都进行了讨论，并将其整合为一个兼容完整的理论框架。集道家之大成的《淮南子》作为应时之作，出于建构一个可以囊括当时既有的各科知识和各家学说的文化整体意识架构的考虑，其在继承《庄子》"道通为一"的这一命题的基础上，又进一步以"道"为核心论点，将"道"扩展、落实到了自然和社会两个层面："诚通乎二十篇之论，睹凡得要，以通九野，径十门，外天地，捭山川，其于逍遥一世之间，宰匠万物之形，亦优游矣。"[①]（《淮南子·要略》）。如前所述，《吕览》本身已兼容了儒、墨、道三家关于天道、人道的论述，引用了相当丰富的经典，依照天道循环变化，以四季、十二月为纲，体验阴阳消息，按照"春生、夏长、秋收、冬藏"的联想将天象、物候、农事、政事、人事等联系起来构成了一个近乎可以涵盖天地万物古今之事的基本框架和囊括日常行为思想的秩序架构。[②]《淮南子》则以"通"为"道"，将二者在形式和内在上紧密相连，以太上之道为天地间最基本的准则，进一步打通了万事万物之间的内在联系。因此，其对宇宙空间与时间、对天地与人类的阐述较之《吕览》更加庞大和玄妙。[③]此为《淮南子》全书在理论架构上一种兼容与综合之"大和"体现：以道为经，以天、地、人、物、事为纬，追求万事万物在阴阳、五行、八方、六合等方面的通应、和合。

再次，《淮南子》继承并发展了《尚书》《论语》以及《吕览》的

---

① 王雪.《淮南子》哲学思想研究.西安：西北大学，2005.
② 葛兆光.中国思想史·第一卷.上海：复旦大学出版社，2016.
③ 葛兆光.中国思想史·第一卷.上海：复旦大学出版社，2016.

"社政和"。这点与吸取秦王朝二世而亡、施行暴政的教训有关，在西汉开始重民生、与民休息，着力强调"政以人和"为基本原则的主张。此一观点在《淮南子·泰族》显现得尤为突出："大人者，与天地合德……圣人怀天气，抱天心，执中含和，不下庙堂而衍四海，变习易俗，民化而迁善，若性诸己，能以神化也。""故摭道以被民，而民弗从者，诚心弗施也。天地四时，非生万物也，神明接，阴阳和，而万物生之。"圣人治天下执中含和则民风改善，故治民当顺而"和"之。接着又重点道出"六者，圣人兼用而财制之。失本则乱，得本则治。其美在和，其失在权"及"上无烦乱之治，下无怨望之心，则百残除而中和作矣，此三代之所昌"的呼吁，"和"在《淮南子》一书中关乎社政观点中极其重要的作用便至此全然得以道出和显现。

然后，《淮南子》主张养生贵和，其继承并发展了《老子》"无为而治""清净恬愉"的人生观和《庄子》"休乎天钧"的养生观。《淮南子》之"养生贵和"在这里主要表现为以下几点：其一，《淮南子》认为人之形、气、神三位一体，和合与共："夫形者，生之所也；气者，生之元也；神者，生之制也。一失位，则三者伤矣。是故圣人使人各处其位，守其职，而不得相干也。故夫形者非其所安也而处之则废，气不当其所充而用之则泄，神非其所宜而行之则昧。此三者，不可不慎守也。"人体为人之生命活动的物质基础，而形、气、神各守其职，无有废、泄、昧则才可保障人体正常的生命活动，此为《淮南子》养生贵和的基础论点。其二，《淮南子》承接了《老子》"无为而治"的观点，提出了"无为者，道之宗"的主张：一方面，"无为"成为《淮南子·主术》"智不足以治天下"政治观的体现；另一方面，《淮南子》将老子"无为"的观念进一步扩大化、内涵化，成了普通百姓安身立命的指导原则。其三，《淮南子·诠言》："稽古太初，人生于无，形于有，有形而制于物。能反其所生，故未有形，谓之真人。真人者，未始分于太一者也。"认为"道""太一"在生成万物之后形成人，因此，人之有形体最初的本原也是由无形的"太一"产生，其具体过程便是老子所谓"道生一、一生二、二生三、三生万物。万物负阴而抱阳，冲气以为和"。换而言之，人产生于阴阳，阴阳产生于"道"这个最初无形的本原。在这种人本于阴阳、本于道的观点基础之上，作者再次申论老子、庄周的人性自然观，引出了"清净恬愉"的养生和，认为人之最初纯然率真、清净恬愉"人生而静，天之性也；感而后动，性之害也；物至而神应，知之动也；知与物接，而好憎生焉。好憎成形，而知诱于外，不能反己，而天理灭矣。故达于道者，不以人易天，外与物化，而内不失其情，至无而供其求，时骋而要其宿"（《淮南子·原道》）以及"清净恬愉，人之性也；仪表规矩，事之制也。知人之性，其自养不勃，知事之制，其举错不惑"（《淮南子·人间》）。人应该顺应天道，和于阴阳，全身养性，不以人易天、内不失其本性、让嗜欲伤害人的本性。"神气不荡于外，万物恬漠以愉静，挽枪衡杓之气莫不弥靡，而不能为害……不以曲故是非相尤，茫茫沈沈，是谓大治。"至此，关于对统治者的休养生息的劝戒也随之而出："圣人不以人滑天，不以欲乱情，不谋而当，不言而信，不虑而得，不为而成，精通于灵府，与造化者为人。"（《淮南子·原道》）

最后，《淮南子》主张"天地之气，莫大于和"。其思路沿《周易》的"太和保和"和史伯的"和实生物"以及晏婴著名的"和同之辩"而下，并顺着老子的"物极必反"进一步提出的深刻论述："天地之气莫大于和，和者，阴阳调，日夜分，而生物。春分而生，秋分而成，生之与成，必得和之精。故圣人之道，宽而栗，严而温，柔而直，猛而仁。太刚则折，太柔则卷，圣人正在刚柔之间，乃得道之本。积阴则沉，积阳则飞，阴阳相接，乃能成和。"（《淮南子·氾论》）认为道贵于阴阳，而阴阳贵在调和，"天地之道，极则反，盈则损"（《淮南子·泰族》）此乃天地万物生、长、化、收、藏的基本动力和根本规律，这也就是"道之本"，亦为全书以"太上之道"绝对优先的核心原因所在。

可以说，《淮南子》与《吕览》中体现的"和"思想一脉相承，前者即是对后者的继承和发展，正如《淮南子·齐俗》自己所言："百家之言，指奏相反，其合道一体也。"不失为西汉初年大一统体制下的先秦诸子各种思想的百川汇流式的兼容与趋和的显现。如果说《淮南子》整体架构较之于《吕览》的进一步完善和丰富以及由"天道"引出来的天、地、人、事、物等在阴阳、五行、六合、八方、四时、十二月等上的对应和合称之为"小和",那么秦汉之际大一统体制下的思想汇流与融通则是这个时代的"大和"。

三、《春秋繁露》

《春秋繁露》一书,学界一般认为是中国西汉哲学家、思想家董仲舒所著。近年季氏[①]经考证认为,《春秋繁露》的成书年代当在南北朝或隋唐之际,其书名亦非董氏原著之书名,而为编纂者所设。该书推崇公羊学、鼎推"春秋大一统者,天地之常经,古今之通谊也"(《汉书·董仲舒传》)之主张,为中国封建专制中央集权理论的奠基之作。全书兼收道、阴阳、法家等学说,将阴阳五行结构的宇宙图式(天)与人间的王道政治(人)相结合[②],以"天人感应"作为全书的理论轴心,以期建立西汉"以人随君、以君随天……屈民而伸君,屈君而伸天"的"道统"与"治统"合一的政治取向。

董仲舒的"天人感应"学说与其说是一种董氏自创的"神学的唯心主义"[③],毋宁说是中国亘古以来蕴藏在民族文化性格中认为宇宙天地人之间有某种联系的观念在西汉中期的一次理论总结和演绎,这种以阴阳五行宇宙图式揆之以世间的王道政治以期为统治者建立可以使政权永固、上下有制、生民有计的政治理论系统取向本身就决定了《春秋繁露》整体取向上的一种"和合"的基调。肖群忠、翟艳云[④]认为,《春秋繁露》所言之"和"的维度主要表现在音乐之和、天地阴阳之和、人之和三个方面。著者以为,不惟如此,董仲舒之"和"思想还具体表现在以下几个方面:

---

① 季桂起.《春秋繁露》成书及书名考辨.枣庄学院学报,2017(3):13-17.

② 李泽厚.中国古代思想史论.北京:生活·读书·新知三联书店,2008.

③ 任继愈.中国哲学史·第二册.北京:人民出版社,1966.

④ 肖群忠,霍艳云.董仲舒"德莫大于和"思想探析.伦理学研究,2017(4):48-51.

首先，"天道和"，"和"是天地之所以生成的根据。《春秋繁露》沿着老、庄到《吕览》对"道"的认识，将道家关于"道"的认识转移到了儒家擅长的与世俗伦理相匹配的"天"作为其哲学理论的制高点和出发点，大体完成了儒家自身关于天、地、人宇宙理论体系的建构。《汉书·董仲舒传》："天者，故遍覆包函而无所殊，建日月风雨以和之，经阴阳寒暑以成之。"天是万物的产生和主宰，也是人与万物的本原和根本作用力，因此它无所不包、无所不用，此即"善言天者必有徵于人，善言古者必有验于今"的理论渊薮。《春秋繁露·威德所生》云"天有和有德"，具体来讲，上天有和谐与恩德，而"和者，天地之所生成也"（《春秋繁露·循天之道》），"和"是天地之所以生成的依据，亦即"天道"凭借"和"而生万物，因此，董氏认为"德生于和"（《春秋繁露·威德所生》）"夫德莫大于和"（《春秋繁露·循天之道》）"是故能以中和理天下者，其德大盛"（《春秋繁露·循天之道》）。什么是"和"呢？《春秋繁露·循天之道》解释为："和者，天之正也，阴阳之平也，其气最良，物之所生也。诚择其和者，以为大得天地之奉也。天地之道，虽有不和者，必归之于和，而所为有功。"

　　其次，"王道和"，"和"是君王是否行王道的重要体现。董氏列出天（天道）作为宇宙和人间的最高主宰，主张"屈民而伸君，屈君而伸天"，为了将对君权的限制纳入其理论范畴，构建出了"天人相应"这一庞大恢宏的天人、五行宇宙图式，《春秋繁露·基义》所谓"王道之三纲，可求于天"，这一图式将世间一切自然灾害和祥瑞福祉作为人间君王是否行王道的体现和评判标准。因此，行王道很重要的一条便是言行端正。《春秋繁露·王道》："《春秋》何贵乎元而言之？元者，始也，言本正也。道，王道也。王者，人之始也。"而"和"则是君行王道、言止端正在世间的具体体现："王正则元气和顺、风雨时、景星见、黄龙下。王不正则上变天，贼气并见。"这一具体的体现涉及民间的求雨、祭祀、敬神（《春秋繁露·求雨》"凡求雨之大体，丈夫欲藏匿，女子欲和而乐"）甚或止雨（《春秋繁露·止雨》"天生五谷以养人，今淫雨太多，五谷不和……凡止雨之大体，女子欲其藏而匿也，丈夫欲其和而乐也……雨以太多，五谷不和，敬进肥牲，以请社灵，社灵幸为止雨，除民所苦，无使阴灭阳。阴灭阳，不顺于天"）。概言之，民间之"和顺"与君王是否"行王道"息息相关，"天下和平，则灾害不生。今灾害生，见天下未和平也。天下所未和平者，天子之教化不行也"（《春秋繁露·郊语》）。

最后，"礼乐和"，"和"是"礼制""作乐"的核心要素和重要体现。《春秋繁露·楚庄王》："制为应天改之，乐为应人作之。彼之所受命者，必民之所同乐也。是故大改制于初，所以明天命也。更作乐于终，所以见天功也。"礼制是根据天命进行的必要改革，"礼之所重者在其志。志敬而节具，则君子予之知礼。志和而音雅，则君子予之知乐"（《春秋繁露·玉杯》）。心志平和是君子知乐的重要条件；音乐则是根据百姓内心的和乐所制作，"乐"必须反映百姓和谐快乐的事物，也是一种表示王者顺承天命是否成功的重要体现。因此，"和"之于"礼""乐"在这里有两层意思：第一，"缘天下之所新乐而为之文曲，且以和政，且以同德"（《春秋繁露·楚庄王》），"和"是"乐"的重要功能——谐和政治；第二，"和"是君王能否作乐的重要条件，"天下未遍合和，王者不虚作乐"，如果天下还未完全安宁和谐，则君王就不枉作乐，因为"乐者，盈于内而动发于外……作乐者必反天下之所始乐于己以为本"（《春秋繁露·楚庄王》）。

董氏关于"和"的认识之深刻以及对"和"的极端重视可谓一斑，由此影响到了《春秋繁露》关于君王政治上刑罚褒奖、祭祀敬天、养生保健以及修性养心等理论探讨的方方面面。

四、《盐铁论》

《盐铁论》十卷，凡六十篇，为汉代桓宽记录编著。据《汉书·公孙刘田王杨蔡陈郑传》来看，《盐铁论》是汉宣帝时代学者桓宽（字次公）根据汉昭帝始元六年盐铁会议的相关记录整理编录成书，为一部研究西汉中期社会思想与历史变迁的重要典籍。

西汉时，好大喜功的汉武帝多次对匈奴等周边政权大规模用兵、拓边：一方面使汉朝的疆域版图得以迅速扩大，军事威望一度达到顶峰；另一方面由于长期作战导致文景时期积累的丰裕国库一度空虚，各种社会矛盾和危机愈发严重。鉴于此，汉武帝采取了桑弘羊等人"建本抑末"（《盐铁论·复古》）的主张，实行盐铁官营、均输、酒榷以及买官赎罪等政策为财力虚弱的刘汉政权带来了客观的收入。然而，这种官进民退式的"新政"不仅使国家与民争利，形成了一大批暴富的"豪吏"（《盐铁论·本议》）"贵人"（《盐铁论·刺权》）等"官商"，而且也使得朝廷内部出现了"大臣擅权而断击、豪猾多党而侵陵"（《盐铁论·国疾》）的腐朽局面。于是官僚、商人相合力对百姓形成了巨大的威胁和负担，"今五十已上至六十，与子孙服挽输，并给徭役"（《盐铁论·未通》）"今时雨澍泽，种悬而不得播，秋稼零落乎野而不得收"（《盐铁论·授时》），以至于农民起义迭起，矛盾尖锐到开始动摇政权稳固，统治者面临严重的政治、经济危机。

《盐铁论》正是汉昭帝政府为了解决上述尖锐的矛盾而召开的会议记录。此次会议由谏大夫杜延年提出，经霍光同意召开（《汉书·杜延年传》），参会者主要分为两派：以桑弘羊为代表的御史、丞相史为一方，主张继续坚持实行武帝时期的经济政策；另一方以文学、各地贤良为代表，则持反对意见，主张对农民让步、实行改良政策以缓和矛盾。由于武帝时期的经济政策以盐铁榷酤为重，而又与政治经济所关重大，此次会议主要围绕罢盐铁、酒榷、均输等为中心对政治、经济、治国、军事等展开广泛的争论，争论的核心为"崇本还是重末"（本，即农业；末，泛指商业。争论的核心主要是指国家、官府要不要继续垄断国家经济，要不要"与民争利"）。

在此背景下，《盐铁论》之"和"思想具体表现如下：第一，《盐铁论》之文学主张对外"和平"。《盐铁论·忧边》之文学一派云："周之季末，天子微弱，诸侯力政，故国君不安，谋臣奔驰。何者？敌国众而社稷危也。今九州同域，天下一统，陛下优游岩廊，览群臣极言至论，内咏雅、颂，外鸣和銮，纯德粲然，并于唐、虞，功烈流于子孙。夫蛮、貊之人，不食之地，何足以烦虑，而有战国之忧哉？若陛下不弃，加之以德，施之以惠，北夷必内向，款塞自至，然后以为胡制于外臣，即匈奴没齿不食其所用矣。""和銮"即马车上之铃铛，此处意指和平所言。文学主张朝廷停止武帝以来的连年战争，认为类似于"蛮""貊"一类的边远夷敌可采用适当恩惠政策来安抚，使其心向朝廷，使匈奴没有可凭借的势力，并以"和亲"代替"主战"以此来打击削弱匈奴的势力，使得汉朝境内和平。并进一步指出，为政者必须修文怀德、胸怀远见、体恤民苦："地广而不德者国危，兵强而凌敌者身亡……是以圣王见利虑害，见远存近。方今为县官计者，莫若偃兵休士，厚币结和亲，修文德而已。若不恤人之急，不计其难，弊所恃以穷无用之地，亡十获一，非文学之所知也。"（《盐铁论·击之》）文学一派认为，正是因为"和亲"才使得汉初百姓和乐、政权稳固。换言之，正是因为政府连年用兵才使得苦师劳众，而所掠来的疆域又使得百姓远赴沙地迁徙而守，贻害无穷。这是文学一派代表当时大多数人的远见之谈，也是对以桑弘羊为首的"主战"派的反对。

第二，《盐铁论》之"文学"主张对内政贵调和。《盐铁论·轻重》文学一派以当时的医学理论喻以国家政治伦理："扁鹊抚息脉而知疾所由生，阳气盛，则损之而调阴，寒气盛，则损之而调阳，是以气脉调和，而邪气无所留矣……今欲损有余，补不足，富者愈富，贫者愈贫矣。严法任刑，欲以禁暴止奸，而奸犹不止，意者非扁鹊之用针石，故众人未得其职也。"认为君之治国应像扁鹊行医一样明晓问题之症结，调和贫富之间的尖锐矛盾和差距，使整个国家的运行状态达到"气脉调和""阴平阳秘"的状态，而非一味地严刑峻法，仅治其标。又说："君子能因人主之正朝，以和百姓，润众庶，而不能自饶其家，势不便也……故舜假之尧，太公因之周，君子能修身以假道者，不能枉道而假财也。"（《盐铁论·贫富》）君主也应像尧舜、周公那样行为端正，那么天下的君子便就会受君王的影响而使得百姓和睦、人人不私其私。立足于："天设三光以照记，天子立公卿以明治……上有辅明主之任，下有遂圣化之事，和阴阳，调四时，安众庶，育群生，使百姓辑睦，无怨思之色，四夷顺德，无叛逆之忧，此公卿之职，而贤者之所务也。"(《盐铁论·相刺》)这一远古圣贤事迹的训导，文学坚持认为作为统治天下的君子应该更加明达政在调和这一简单的道理，在庙堂之高则调和自己的行为，在天下治国则应调和百姓、以平贫富，只有这样才能使得天下整体调和、政通人和。

综上，《盐铁论》作为《淮南子》《春秋繁露》问世后不久的反映西汉中期儒家主要政治观、经济观的经典文献，无论是从汉朝学术思潮的沿革顺接角度看，还是从其多处征引刘、董言说，被张敦仁[1]总结为"称引广博、兼取杂说"的自身特征考察，《盐铁论》本身即已在深层结构与精神内核上与前二者极为相似，与其说学者恒宽记录整理的《盐铁论》主要涉及的是当时国家各势力关于经济政策的争论，毋宁言其是在《淮南子》《春秋繁露》初步建立起各自关于对世界和人间的终极解释和理论框架之后对儒家董氏所代表的学术主张的肯定和承接，《盐铁论》所反映的"和"思想在其本质上与前二者尤其董氏之说并无二致。

五、《新序》与《说苑》

《新序》与《说苑》均由西汉中期大儒刘向编纂而成。前者为历史故事汇编，多记述先秦诸子诸多故事；后者又称《新苑》，为古代杂史小说集。刘向（前77—前6年），原名更生，字子政，今江苏沛县人。以上两书主要记述的是春秋战国到汉代的事迹，涉及有先秦诸子的言行事迹，探讨、论述了关于安邦治国、天下兴亡的政治哲学，充分体现着刘向的思想主张和政治取向。

如前所述，以董仲舒为代表的"春秋公羊学"开始在汉武帝时期兴起并成为西汉政治意识形态的主导学问，其盛况正如《汉书·儒林传》所描述的："自汉武帝立五经博士开弟子员，设科射策，劝以官禄，迄于元始，百有余年，传业者寝盛，支叶蕃滋，一经说至百余万言，大师众至千余人。"然而，董氏那种以象应天的阴阳五行宇宙图式

---

① 清·张敦仁.盐铁论考证.北京：中华书局，1991.

很快便流于谶纬神学路子，且以春秋公羊学为代表的"今文经学"自身也开始僵化与堕落起来。加之彼时朝廷内部外戚、宦官的争权，朝廷内部自身的腐化，"俗弥奢淫，而赵、卫之属起微贱，逾礼制"（《汉书·楚元王传》）。于是，刘向"以为王教由内及外，自近者始。故采取诗书所载贤妃贞妇，兴国显家可法则，及孽嬖乱亡者，序次为列女传，凡八篇，以戒天子。及采传记行事，著《新序》《说苑》凡五十篇奏之。数上疏言得失，陈法戒"（《汉书·楚元王传》）。因此，刘向之"和"思想无论是其基本立论依据还是结论均主要表现为"劝戒""告诫"性质，具体如下：

首先，刘向继承并发展了《春秋繁露》关于"和"的认识，提出"和"为政治之本。大体而言，刘向本人是不相信谶纬迷信的，这在《说苑》与《新序》中就可以看出。但当时由于以董氏"春秋公羊学"为代表的今文经学成为朝廷内部争权、民间起义将起的理论工具，因此，他"继承"了董氏"天人相应"的路子，根据《尚书大传》来"著天人之应"，以"言得失、陈法戒"将先秦和西汉以来所有的灾害和彼时的政事、君臣作为联系起来，认为所有的灾害与人事上的祸乱都出于阴阳不调、万物不和。《汉书·楚元王传》中详细记述了这一引论："臣闻舜命九官，济济相让，和之至也。众贤和于朝，则万物和于野……四海之内，靡不和宁。及至周文……罔不肃和，崇推让之风，以销分争之讼……言四方皆以和来也。诸侯和于下，天应报于上……此皆以和致和，获天助也。"刘向认为，至舜以来，所有的太平咸宁均出于"和"，人因"和"而"获天助"，后世之乱亦皆因"不和"而起。因此，在陈列、分析出自古至今的兴亡胜败的事例之后又重申："和气致祥，乖气致异；祥多者其国安，异众者其国危，天地之常经，古今之通义也。"认为"和"是政治之大本、古今之通义。

其次，"和"是对臣民的要求。为臣者，应恭敬和顺。《新序·节士》："吾闻为人子者，尽和顺于君，不行私欲；恭严承命，不逆君安。今吾得国，是君失安也，见国之利而忘君安，非子道也。"群臣应该和顺恭敬于君王，而绝不应该见利忘义、不顾君王的安危；为百姓君子者，应和人、爱人，《说苑·杂言》云："今夫世异则事变，事变则时移，时移则俗易；是以君子先相其土地，而裁其器，观其俗，而和其风，总众议而定其教。"要求君子百姓要入乡随俗，与当地的风土人情相和睦，并且和人爱人："夫仁者好合人，不仁者好离人，故君子居人间则治，小人居人间则乱；君子欲和人，譬犹水火不相能然也，而鼎在其间，水火不乱，乃和百味。"只有人人尽力成为君子、百姓和睦相处，天下才能美美与共，共享太平。

最后，刘向继承并引申了老子的辩证法，告诫世人万事万物应以中和为度。《说苑·敬慎》借孔子之口言："天之道成者，未尝得久也。夫学者以虚受之，故曰得，苟不知持满，则天下之善言不得入其耳矣……日中则昃，月盈则食，天地盈虚，与时消息；是以圣人不敢当盛。升舆而遇三人则下，二人则轼，调其盈虚，故能长久也。"刘氏认为，凡事戒之盈满，人满则听不进善言，月满则亏；但过于虚损亦不可，只有"调其盈虚"，方可"长久"。又接着论述老子"祸兮福所倚；福兮祸所伏"的著名辩证思维并借齐桓公之口言："金刚则折，革刚则裂；人君刚则国家灭，人臣刚则交友绝。夫刚则不和，不和则不可用。是故四马不和，取道不长；父子不和，其世破亡；兄弟不和，不能久同；夫妻不和，家室大凶。"（《说苑·敬慎》）柔弱以胜刚强，为常之道在于"和"，世间万事万物均在于"中和"二字，过刚则凶、则衰、则亡。

刘向认为，这一深刻的辩证法思想关系到天地之道、世间万物万事，如果矛盾进一步转化到极点，事物的性质则会朝相反方向转化。因此，刘氏又以此深刻的道理揆之君王治国道理和政治哲学："民苦则不仁，劳则诈生，安平则教，危则谋，极则反，满则损，故君子弗满弗极也。"告诫统治者应适可而止、政和天下，否则就会引起百姓的不满，乃至政权的动摇与丧失。

第二节　东汉"和"思想研究

东汉（25—220年）一代，历经近200年，本节主要选取了班固《白虎通义》、王充《论衡》、王符《潜夫论》、于吉《太平经》等几本重要的经典著作加以分析、梳理，作为东汉时期"和"思想沿革脉络的集中体现。

其中，《白虎通义》系统地吸收了阴阳五行学说和谶纬神学，站在今文经学的角度上，延续了西汉时期诸子关于"和"的认识，再次强调了君王禀"和""礼乐和"、君王治"和"以及"天下贵和"等前人观点。

《论衡》以"冀悟迷惑之心，使知虚实之分"为夙愿，对当时社会存在的诸多问题进行了深入的剖析和批判，并受当时发达的医学理论成果的影响，将医学理论比拟国家政治伦理，认为人的寿命与"和气"紧密关联，且这种"和气"客观存在，进而可以产生各种"符瑞"，但反对迷信色彩过重的"天人感应"下的灾变福祸之说。

《潜夫论》作为东汉后期儒家批判社会问题的重要著作，"和"思想相关内容主要有三点：其一，延续并强调了《尚书》《论语》《吕览》以及《淮南子》的"社政和"；其二，在《老子》辩证法的基础上提出了君王治国应"宽严相济"的中和原则；其三，延续并主张先秦以来的"形名和"。

《太平经》作为我国第一部道教经典，关于"和"思想内容主要有四点：一者，三统有序、天道在和；二者，天人一体、政治在和；三者，乐养好善、求道在和；四者，守一为本、养生在和。

总之，整个东汉时期，"和"思想的发展与演变突出表现在基于前人论述基础上的进一步丰富完善，亦同时表现在对当时复杂社会问题的分析与批判过程中，与其说"和"思想仅仅作为文本形式在形而上的理论层面的纯粹推演，毋宁言整个东汉时期这种立足于现实问题的思考而赋予"和"思想以各种具体化、实用化内涵的操作理路本身即表现出"和"思想在东汉一代先贤民众心目中的一种价值认同。

一、《白虎通义》

《白虎通义》，又称《白虎通德论》《白虎通》。全书凡四十三类大的条目，内容涉及有社会礼仪、风俗习惯、国家制度、伦理道德等多个方面，由东汉班固等编撰。东汉章帝建初四年（79 年），朝廷召集天下名儒在白虎观讨论五经异同。《白虎通义》即根据此次会议内容整理而成。它系统地吸收了阴阳五行和谶纬神学，形成今文经学一派的主要论点。《白虎通义》的出现，为董仲舒以来儒家神秘主义哲学的进一步发展。

如果说汉武帝的政策"只是提高了孔子的地位"，但并不意味着国家对儒教的奉崇已成定局[①]。那么经过 200 余年的沉淀与渗透，汉章帝这次"讲议《五经》同异"（《后汉书·章帝纪》）的白虎观会议所代表的儒教宗旨则是以政府的名义会集一大批学者经过政治权利确立的国家意识形态，后者进一步将前者的儒学神学论强化确立为宗法伦理与中央集权的思想依据，几近成为后续近两千年的中央集权统治的终极凭借，深刻影响了中华民族之传统与性格，其中蕴含强烈的"和"思想亦深入地嵌入中国传统文化的血脉中。

《白虎通义》之"和"思想具体表现如下：

首先，君王禀"和"。《白虎通义》承接了《春秋繁露》五行阴阳宇宙图式，将五行、五德、五色与上古五帝相配应，认为黄帝色属黄，属常色，其治天下乃因其具备中和之色、行中和之道。《白虎通义·号》言："黄者中和之色，自然之姓，万世不易。黄帝始作制度，得其中和，万世常存，故称黄帝也。"同理，作为"三王"之一的

---

① 葛兆光.中国思想史·第一卷.上海：复旦大学出版社，2016.

"殷"，也是因为其得"中和"之道而"别于后代"："殷者，中也，明当为中和之道也。闻也，见也，谓当道著见中和之为也。"

其次，"礼乐和"。《白虎通义·礼乐》："礼乐者，何谓也？礼之为言履也，可履践而行乐者；乐也，君子乐得其道，小人乐得其欲。"这是关于礼乐的意义和功用。接着《白虎通义·礼乐》指出行礼乐的理论根据："王者所以盛礼乐何？节文之喜怒。乐以象天，礼以法地。人无不含天地之气，有五常之性者，故乐所以荡涤，反其邪恶也，礼所以防淫佚，节其侈靡也。"因此，"和"为礼乐的重要内涵和功用所在："乐在宗庙之中，君臣上下同听之，则莫不和敬；族长乡里之中，长幼同听之，则莫不和顺；在闺门之内，父子兄弟同听之，则莫不和亲。故乐者，所以崇和顺，比物饰节，节奏合以成文，所以合和父子、君臣，附亲万民也。是先王立乐之意也……故乐者天地之命、中和之纪、人情之所不能免焉也……故先王之喜怒，皆得其齐焉，喜则天下和之，怒则暴乱者畏之。先王之道，礼乐可谓盛矣……闻宫声，莫不温润而宽和者也。"这是对《春秋繁露》关于"礼乐和"的进一步阐释，也是对"乐"的社会政治功能从根源上的进一步追溯。

再次，君王治"和"。《白虎通义·五行》："土味所以甘何？中央者，中和也，故甘，犹五味以甘为主也。"此处借阐发五行中土行之特性，借以言中央之"君王"之职责在"中和"。《白虎通义·封禅》又言："天下太平符瑞所以来至者，以为王者承统理，调和阴阳，阴阳和，万物序，休气充塞，故符瑞并臻，皆应德而至。"认为王者是否"承统理"以"调和阴阳"与祥瑞是否到来休戚相关。此外，"中和"之气还关乎正统和是否"臣"。《白虎通义·王者不臣》言："王者所以不臣三，何也？谓天王之后，妻之父母，夷狄也。"今"夷狄者，与中国绝域异俗，非中和气所生，非礼义所能化，故不臣也。"此概因"正朔所不加""服色不易"之故。

最后，天下贵和。《白虎通义·社稷》："王者所以有社稷何？为天下求福报功……保其社稷而和其民人……稷者，得阴阳中和之气。"社稷者，求生民福康，君王有社稷而和百姓，此为君王之所以承应天

先秦两汉『和』思想与《内经》理论建构

象、顺接阴阳的要旨。《白虎通义·礼乐》谓："先王惟行道德，和调阴阳，覆被夷狄，故夷狄安乐，来朝中国。"因此，"和"可视为君王是否行道的重要体现。"能使民和乐者赐以乐"（《白虎通义·考黜》）"孝道纯备，故内和外荣"（《白虎通义·考黜》）"所以相尊敬，长和睦也"（《白虎通义·文质》）"阳唱阴和，男行妇随也"（《白虎通义·天地》）以及"婚礼贵和"（《白虎通义·娶嫁》）均以"和"为君贤政美之良好图景。

要之，在极富神学色彩的理论体系下，《白虎通义》之宇宙观、天人观、性情观[1]均笼罩着浓郁的、神圣不可侵犯的、至高无上的"天"作为其理论框架的绝对主宰和核心。因此，全书的"和"思想均渗透有明显的神学宗教性质，"和"思想在这里一方面作为宇宙、世界、人间万事万物合理存在的终极解释，另一方面在被赋予绝对"道德性"权威的"天"的加冕下，又成了上至远古圣贤，下及由今及后君、主、臣、民皆必须与"天"相对应、和谐甚至妥协、顺应的绝对原则。

二、《论衡》

《论衡》为东汉时期王充所著。王充（27—92），字仲任，中国古代哲学家，会稽上虞（今浙江绍兴市上虞区）人。本书共30卷，85篇（《招致》一篇亡佚），实存84篇，20余万字。

降至王充时代，由董仲舒倡导并且掺杂进了大量阴阳五行学说和谶纬神学的"儒学"已经沦为世俗意义上的"儒术"，全面笼罩着整个社会的方方面面，社会阶级矛盾激化，统治者陷入"君权神授""天人感应"的泥淖而自欺欺人、愚弄百姓。鉴于此，王充以"冀悟迷惑之心，使知虚实之分"（《论衡·对作》）为夙愿，从性命、天人关系、人鬼关系、君鉴贤佞等几个方面对当时的谶纬迷信、社会矛盾、君臣关系、天人感应等几个方面进行了理智而较为深入的分析和批判，因此，王充《论衡》总体上表现着朴素的唯物主义色彩，其"和"思想亦夹

① 乔娜娜.《白虎通义》思想研究.济南：山东师范大学，2016.

杂于对以上谬论的驳斥论述中，具体表现如下：

首先，受当时医学理论成果的影响，王充认为气之平和与人的寿命息息相关。"何以明人年以百为寿也？世间有矣。儒者说曰：'太平之时，人民侗长，百岁左右，气和之所生也。'……圣人禀和气，故年命得正数。气和为治平，故太平之世，多长寿人。"（《论衡·气寿》）王充通过引经据典，认为人之长寿与太平之时的"和气"休戚相关，圣人正是因为秉持有这种和气才得以长寿、社会才得以昌平大治，百姓始可心气平和，得以长寿。不难看出，医学理论与政治理论又一次汇聚与交糅，同样的例子还可以见到："若夫寒温失和，风雨不时，政事之家，谓之失误所致，可以善政贤行变而复也。若荧惑守心，若必死，犹亡祸安可除？修政改行，安能邵之？"（《论衡·变虚》）"病作而医用，祸起而巫使。如自能案方和药，入室求祟，则医不售而巫不进矣。"（《论衡·程材》）"以类相招致也。喜者和温，和温赏赐，阳道施予，阳气温，故温气应之。"（《论衡·寒温》）"人有寒温之病，非操行之所及也。遭风逢气，身生寒温。变操易行，寒温不除……安能调和其气？人中于寒，饮药行解，所苦稍衰；转为温疾，吞发汗之丸而应愈。"（《论衡·寒温》）"身中病，犹天有灾异也。血脉不调，人生疾病；风气不和，岁生灾异。"（《论衡·谴告》）可以说，伴随着医学理论的不断发展，医学的基本原理也越来越多地被用来阐释人的性命、社会乃至政治制度的理论建构与阐释。"和"与医学原理紧密结合这一特点横贯王氏本人的思想论述。

其次，王充认为和气是客观存在的，反对天人感应之灾变福祸谬说。《论衡·异虚》云："论说之家，著于书记者，皆云：'天雨谷者凶。'《书传》曰：'仓颉作书，天雨谷，鬼夜哭。'此方凶恶之应。和者，天何用成谷之道，从天降而和，且犹谓之善，况所成之谷，从雨下乎？极论订之，何以为凶？夫阴阳和则谷稼成，不则被灾害。阴阳和者，谷之道也，何以谓之凶？"王充为了驳斥荒谬不堪的天人感应、灾变福兆之说，举"天雨谷者凶"此一悖论进行论述，认为阴阳和，即风调雨顺，是谷物丰收的重要条件，与灾凶说无关。他认为"天道自然无为"，自然界是客观的、无意识、无目的的，有着自身运动的规律，"日月行有常度""寒温自有时""雨雪皆由云气发于丘山"，而且这种客观的运动规律不因人的主观感情和人的主观能动性而改变，总括为"岁气调和，灾害不生"（《论衡·明雩》）。因此，他又反讥道："风雨暴至，是阴阳乱也。乐能乱阴阳，则亦能调阴阳也。王者何须修身正行，扩施善政？使鼓调阴阳之曲，和气自至，太平自立矣。"（《论衡·虚感》）

最后，王充认为和气生"符瑞"。《论衡·指瑞》云："醴泉、朱草，和气所生，然则凤凰、骐驎，亦和气所生也。和气生圣人，圣人生于衰世……衰世亦有和气，和气时生圣人……圣王遭，见圣物，犹吉命之人逢吉祥之类也，其实相遇，非相为出也。"在此，王充充分表达了其朴素的天道自然观，认为符瑞是存在的，亦具有拟人色彩的道德属性，符瑞由天地间之"和气"产生，这与"天施气于地以生万物"（《论衡·奇怪》）的表达无二，在一定程度上继承了或者延续了荀子关于天地生成万物的观点，但同时王氏又无法摆脱传统的"气"本原说，因此《论衡》中处处充满着王氏本人思考的矛盾，如《论衡·自然》："天地为炉，造化为工，禀气不一，安能皆贤？贤之纯者……黄、老之操，身中恬澹，其治无为，正身共己而阴阳自和，无心于为而物自化，无意于生而物自成。"《论衡·齐世》："上世之民、下世之民也，俱禀元气。元气纯和，古今不异，则禀以为形体者，何故不同？夫禀气等，则怀性均；怀性均，则形体同；形体同，则丑好齐；丑好齐，则夭寿适。""夫天地气和，即生圣人，圣人之治，即立大功……尧、舜之禅，汤、武之诛，皆有天命，非优劣所能为，人事所能成也。"的种种论述又把"天道无为"的自然观运用于解释社会领域现象，把"无为"作为一种值得推崇的社会行为，把"宿命论"作为对古圣人之所以成为圣贤原因的解释与其在《道虚》中关于对修仙长生行为的批判形成鲜明的矛盾。

综上，建立在当时发达的自然科学特别是天文学和医学基础之上[1]的《论衡》，王充之“和”思想处处充满了调和色彩，如《物势》：“燃炭生火，必调和炉灶，故为之也。”《道虚》：“心意调和，形体肥劲。”《答佞》：“若夫阴阳调和，风雨时适，五谷丰熟，盗贼衰息，人举廉让，家行道德之功，命禄贵美。”《论衡·寒温》之：“寒温之灾……调和其气。”《论衡·明雩》之：“善点之言，欲以雩祭调和阴阳，故与之也……岁气调和，灾害不生。”《论衡·宣汉》之：“百姓宁集，风气调和，是亦瑞也。”这些以“天地间阴阳和气生万物”的系列论述一定程度上奠定了王充关于“天道自然”的论述和主张，有力地批判了当时盛行的“谴告”之说，同时也明显深烙着先秦诸子关于宇宙本原探索的影子和所处时代诸子学者关于一些宇宙、天地、人类关系等的论述痕迹。

三、《潜夫论》

《潜夫论》为东汉思想家王符所著。王符（85—163），字节信，安定临泾（今甘肃镇原）人，东汉著名文学家和思想家。本书内容多为治国安邦相关的政论文章，广泛涉及哲学、政治、经济、法律、军事、教育、历史、思想、文化等多个领域，有力地批判了东汉后期广泛存在的社会矛盾，深刻揭露了当时本末倒置、名实不副的社会腐化现象。

大体而言，其“和”思想内涵基本延续了先秦以及两汉诸子的论述，具体详述如下：

第一，《潜夫论》延续并发展了《尚书》《论语》《吕览》以及《淮南子》的“社政和”。《潜夫论·本政》云：“凡人君之治，莫大于和阴阳。阴阳者、以天为本。天心顺则阴阳和，天心逆则阴阳乖……故君臣法令善则民安乐，民安乐则天心惣，天心惣则阴阳和，阴阳和则五谷丰，五谷丰而民眉寿，民眉寿则兴于义，兴于义而无奸行，无奸行则世平，而国家宁、社稷安，而君尊荣矣。是故天心阴阳、君臣、民

---

① 祝瑞开. 两汉思想史. 上海：上海古籍出版社，1989.

氓、善恶相辅至而代相徵也。"在此，王符直接将君王之品行与调和阴阳并举，在前人关于天下治和相关论述的基础上又融入了《易经》和"礼记"关于"人事和"的因子，将《咸卦·象传》之"天地感而万物化生，圣人感人心而天下和平"的论述进一步具体化、紧密化、连贯化、因果化："是故世之善否，俗之薄厚，皆在于君。上圣和气以化民心，正表仪以率群下，故能使民比屋可封，尧、舜是也。"（《潜夫论·德化》），直接点出了"天下"是否和平与君王是否调和阴阳、顺应天意以及是否能够"上务节礼，正身示下，下悦其政"（《潜夫论·班禄》）与"必以正轨，既无猒有，务节礼而厚下，复德而崇化"（《潜夫论·班禄》）有着密切关联，将责任的源头追溯到了君王身上，君王也更应该以身作则："君子修其乐易之德，上及飞鸟，下及渊鱼，不欢忻悦豫，则又况士庶而不仁者乎？"（《潜夫论·德化》）。

第二，《潜夫论》延续了老子的辩证法和孔子关于政和的相关论述，主张君王为政应宽严相济。《潜夫论·三式》："昔仲尼有言：'政宽则民慢，慢则纠之以猛；猛则民残，残则施之以宽。宽以济猛，猛以济宽，政是以和。'今者刺史、守相，率多怠慢，违背法律，废忽诏令，专情务利，不恤公事。细民冤结，无所控告，下土边远，能诣阙者，万无数人，其得省治，不能百一。郡县负其如此也，故至敢延期，民日往上书。此皆太宽之所致也。"王符认为，"法令刑赏者，乃所以治民事而致整理尔"（《潜夫论·本训》），当下政事痞隔、民怨沸腾与君王为政太宽、刑法不力有关。言下之义仁政之宽应与刑法之紧相济，这是基本的原则。因此又说："无慢制而成天下者，三皇也；画则象而化四表者，五帝也；明法禁而和海内者，三王也。行赏罚而齐万民者，治国也；君立法而下不行者，乱国也；臣作政而君不制者，亡国也。"（《潜夫论·衰制》）一再告诫君王应该立法，应该与执法保持有机统一，立法必行、君必制臣，才能使天下赏罚分明、政权长久。

第三，《潜夫论》延续并主张先秦以来的"形名和"。根据杨氏[1]研

---

① 杨清之.形名学的复兴与刘勰的"论文叙笔".海南师范大学学报（社会科学版），2003（3）：42.

究，早在《韩非子·奸劫杀臣》中韩非子就主张法治，要求"循名实而定是非"。《墨子·贵义》强调"取实予名"："谓瞽不知白黑者，非以其名也，以其取也。"《荀子·正名》亦提出"制名以指实，上以明贵贱，下以辨异同"。王符《潜夫论·考绩》承接了这一主张，他批评当时政治："今则不然……群僚举士者，或以顽鲁应茂才，以桀逆应至孝，以贪饕应廉吏……以怯弱应武猛，以愚顽应治剧，名实不相副，求贡不相称。"指出当今之一系列官场风气腐化与"名实不相副"休戚相关，接着又论证道："圣王之建百官也，皆以承天治地，物养万民者也。是故有号者必称典，名理者必效于实，则官无废职，位无非人……此皆名自命而号自定，群臣所当尽情竭虑称君诏也。"所以他主张："其受事而重选举，审名实而取赏罚。"要求纠正这一"名实不副"的社会腐化风气。

四、《太平经》

《太平经》，又名《太平清领书》，成书于东汉中晚期，相传是由神人授予方士于吉（或云干吉，《后汉书·襄楷传》"顺帝时，琅琊宫崇诣阙，上其师干吉于曲阳泉水上所得神书百七十卷，皆缥白素、朱介、青首、朱目，号《太平清领书》"）。《太平经》内容博大，涉及天地、阴阳、五行、十支、灾异、神仙等，是我国第一部道教经典。总体来看，《太平经》中的"和"思想体现出先秦两汉儒道两家"和"思想合流的倾向。具体体现在以下四个方面：

其一，三统有序，天道在"和"。

《太平经》将天、地、人称之谓三统，认为天、地、人三统都是由元气化生，元气是世间万物的本原："夫物，始于元气。"[①]"天、地、人本同一元气，分为三体，各有自始祖。"但天、地、人的化生过程并不是同步的，而是元气先凝成天，天再二分成地，天地和合而生人，天、地、人三统共生而长养万物。"元气怳惚自然，共凝成一，名为天也；

---

① 王明.太平经合校.北京：中华书局，1960.

分而生阴而成为地，名为二也；因为上天下地，阴阳相合施生人，名为三也。三统共生，长养凡物。"元气并不是均一之气，根据其内在不同部分属性的差异，又可分为太阴、太阳、中和三气。"元气有三名，太阴、太阳、中和。"但"和"是元气的本质属性。"元气与自然太和之气相通，并力同心。"（《太平经·三合相通诀》）故"和"既是天地之道，也是天、地、人三统有序运行的基础。"阴阳者，要在中和。中和气得，万物滋生。""乃言天气悦喜下生，地气顺喜上养；气之法行于天下地上，阴阳相得，交而为和，与中和气三合，共养凡物，三气相爱相通，无复有害者。"天、地、人三统的有序运行即所谓"三合"。

其二，天人一体，政治在"和"。

《太平经》明确提出了"天人一体"的命题，"天人一体，可不慎哉"，认为既然"和"是天地之道，理所当然也是天人之道、政治之道。"天须地乃有所生，地须天乃有所成。春夏须秋冬，昼须夜，君须臣，乃能成治。臣须君，乃能行其事。故甲须乙，子须丑，皆相成。作道治正当如天行，不与人相应，皆为逆天道"（《太平经·以乐却灾法》）。社会政治生活中，君、臣、民之间也是三合共生的。君、臣、民"三合相通，并力同心"，方可致太平盛世。"君者须臣，臣须民，民须臣，臣须君，乃后成一事。不足一，使三不成也。故君而无民臣，无以名为君；有臣民而无君，亦不成臣民；臣民无君，亦乱，不能自治理，亦不能成善臣民也；此三相须而立，相得乃成，故君臣民当应天法，三合相通。并力同心，共为一家也。"

其三，乐养好善，求道在"和"。

《太平经》认为，"乐养""好善"既是天地之"和"的表现，也是天地之"和"在人性的体现。"中和有财，乐以养人""天下人乃受天地之性，五行为藏，四时为气，亦合阴阳，以传其类。俱乐生而恶死，悉皆饮食以养其体，好善而恶恶，无有异也。"（《太平经·国不可胜数诀》）故富有财物者当乐以养人、周急救穷、信修正道，方可断除"承负"（《太平经》认为先人犯有过失，积累日多，由后辈子孙负其过，前人为"承"，后人为"负"）而得道长生。"务道求善，增年益寿，亦可长生。"（《太平经·七十二色死尸诫》）反之，富有财物而不肯"周急救穷"，则伤天地之和，或祸累自身，或祸及子孙。"或积财亿万，不肯救穷周急，使人饥寒而死，罪不出也。或身即坐，或流后生。所以然者，此乃中和之财物也，天地所以行仁也，以相推通周足，令人不穷。今反聚而断绝之，使不得遍也，与天地和气为仇。"

其四，守一为本，养生在"和"。

《太平经》认为，人的生命是精气神的结合。"三气共一，为神根也。一为精，一为神，一为气。"（"神根"即人之生命）故"爱气尊神重精"为养生长寿之法。"故人欲寿者，乃当爱气尊神重精也。"（《太平经·令人寿治平法》）而"守一"为"爱气尊神重精"之法门。"守一明之法，长寿之根也。"（《太平经·守一明法》）"欲寿者当守气而合神，精不去其形，念此三合以为一，久即彬彬自见，身中形渐轻，精益明，光益精，心中大安，欣然若喜，太平气应也。"这种"守一"思想，实际追求的是一种个人形与神、心与身的和谐。

（赵志伟）

第四章 《内经》"和"思想研究

中医学是带有浓厚文化色彩的医学，在其发生、发展过程中一直持续不断地从先秦两汉文化的富饶土壤中汲取营养。作为成书于汉代的中医学奠基之作——《内经》，对自然与生命的理解与认识，处处闪烁着"和"思想的光辉。

有研究者指出，"和"字在《素问》中出现 82 次（不包括《刺法》与《本病论》），《灵枢》中出现 77 次，计 159 次，是《内经》中出现频率非常高的词汇之一，"和"亦是中医文化的核心理念[①]。还有学者指出，"和"是中医学的思想原则之一，无论是《内经》，还是历代医家学术思想与理论，都渗透了"和"的理念[②]。著者认为，"和"思想是《内经》医学理论建构的核心指导思想之一。本文将从天道观、天人观、人事观、人体观、养生观等五个方面对《内经》"和"思想展开探析。

第一节 天道观中的"和"思想

天道，即天地万物运行变化之道。在天道观上，《内经》明确提出"天地之和"的概念。《上古天真论》："其次有圣人者，处天地之和，

① 贾世敬.先秦典籍与《黄帝内经》"和"范畴研究.北京：北京中医药大学，2010.
② 严世芸.中医学的思想原则——和.中国中医药报，2010–03–10（3）.

从八风之理。"《汤液醪醴论》:"此得天地之和,高下之宜。"通览《内经》,著者以为,其所谓"天地之和",是指天地万物运行变化的统一、协调关系与有序、适度状态。《内经》天道观的"和"思想主要包括阴阳和、五行和、运气和等三方面。

一、阴阳和

作为静态的概念,阴阳之本义指日光的向背,向日为阳,背日为阴。《说文解字》释:"阴,水之南、山之北也。""阳,高明也。"(段注:山南曰阳)《山海经·南山经》:"又东三百里,曰基山,其阳多玉,其阴多怪木。"《山海经·西山经》:"又西八十里,曰符禺之山,其阳多铜,其阴多铁。"《诗经·大雅·公刘》:"相其阴阳,观其流泉。"作为动态的概念,阴阳观念的产生可能源自古人对天地运行变化规律的观察和思考。《周易·系辞上》曰:"阴阳之义配日月。"《周易·系辞下》:"日往则月来,月往则日来,日月相推而明生焉。寒往则暑来,暑往则寒来,寒暑相推而岁成焉。"《管子·乘马》云:"春秋冬夏,阴阳之推移也。时之短长,阴阳之利用也。日夜之易,阴阳之化也。"有学者指出,"在早期古典文献中,阴阳主要与季节相关,古人说的阴阳变易主要是指季节循环的规律而言"[1]。顾植山亦认为,"中国古人由察日影和昼夜的短长,感受自然气息的变化而产生阴阳的概念"[2]。

随着古人观察的深入和认识的积淀,最初用来描述天地运行变化规律的阴阳概念不可避免地出现了哲学的抽象(哲学本就是探讨世界(宇宙)之本原、本质与规律的学问,是对自然、社会、思维知识的概括和总结)。《道德经·四十二章》云:"道生一,一生二,二生三,三生万物,万物负阴而抱阳。"《周易·系辞上》曰:"一阴一阳之谓道。"

《内经》完整地继承了先秦的阴阳观念,且将其巧妙地运用到医学中,《素问·阴阳应象大论》曰:"阴阳者,天地之道也,万物之纲纪,

① 陈久金.阴阳五行八卦起源新说.自然科学史研究,1986(2):97–112.
② 顾植山.从阴阳五行与五运六气的关系谈五运六气在中医理论中的地位.中国中医基础医学杂志,2006(6):463–466.

变化之父母，生杀之本始，神明之府也。"有学者总结，《内经》阴阳之含义包括哲学阴阳、天文学阴阳、地理学阴阳、气象学阴阳、药物学阴阳，人体脏腑学阴阳、部位学阴阳、生理学阴阳、病理学阴阳、信息学阴阳等 10 种[①]。

就《内经》天道观中的阴阳理论而言，笔者以为包含以下几层内容：其一，从空间角度看：在实体上，阴阳二气是天地之本原，天地由阴阳二气运动变化而来。《素问·阴阳应象大论》："积阳为天，积阴为地。阴静阳躁，阳生阴长，阳杀阴藏。阳化气，阴成形。""清阳为天，浊阴为地。地气上为云，天气下为雨。雨出地气，云出天气。"在关系上，阴阳是天地之属性，天为阳、地为阴。《素问·阴阳离合论》《素问·六节藏象论》《灵枢·经水》《灵枢·阴阳系日月》均提到："天为阳，地为阴。"其二，从时间角度看，天地阴阳之变化表现为寒暑相移、四时更替。《素问·四气调神大论》："夫四时阴阳者，万物之根本也。"《素问·气交变大论》："阴阳之往复，寒暑彰其兆。"《素问·六元正纪大论》："天地大化运行之节，临御之纪，阴阳之政，寒暑之令。"《灵枢·根结》："天地相感，寒暖相移，阴阳之道。"《灵枢·刺节真邪》："阴阳者，寒暑也。"天地阴阳之变化过程是缓慢的、渐进的。《素问·至真要大论》："阳之动，始于温，盛于暑；阴之动，始于清，盛于寒。"其三，天地阴阳变化贵在"和"，即天地阴阳和合，"和"则万物化生。《素问·天元纪大论》引《太始天元册》曰："太虚廖廓，肇基化元，万物资始，五运终天，布气真灵，摁统坤元，九星悬朗，七曜周旋，曰阴曰阳，曰柔曰刚，幽显既位，寒暑弛张，生生化化，品物咸章。""动静相召，上下相临，阴阳相错，而变由生也。"《素问·六微旨大论》曰："升已而降，降者谓天。降已而升，升者谓地。天气下降，气流于地，地气上升，气腾于天，故高下相召，升降相因，而变作矣。""出入废则神机化灭，升降息则气立孤危。故非出入，则无以生长壮老已；非升降，则无以生长化收藏。是以升降出入，无器不有。"

---

① 马予良，石玉山.《内经》阴阳辨. 中医杂志，2005（5）：396–397.

可见，天地源于气的运动变化，气化运动有阴阳、刚柔、动静之分与升降出入之别。气的阴阳相错、刚柔相济、动静相召与升降出入等和合变化，是有形万物生生化化的动因（生长壮老已，生长化收藏），气化运动停止，则万物生化停息。

需要指出的是，虽然《内经》认为天地万物生化之道贵在"阴阳和"，且将"阴阳和"提升到"圣度"的地位，但其"阴阳和"重在阳主阴从，即阳气在"阴阳和"的关系中占据主导地位。《素问·生气通天论》："凡阴阳之要，阳密乃固。两者不和，若春无秋，若冬无夏，因而和之，是谓圣度。"《素问·五常政大论》："阳和布化，阴气乃随，生气淳化，万物以荣。"

二、五行和

"五行思想的起源应与早期人们简单抽象的数理构想模式有关。初民早期的屈指计数方式导致的五进制，使五成为一个基本的计数单位而建制"[①]，所以先民对"五"情有独钟，仅《尚书·舜典》一篇就有五典、五瑞、五礼、五玉、五器、五刑、五品、五教、五服、五流、五宅等11种以"五"分类的提法。《灵枢·通天》"天地之间，六合之内，不离于五，人亦应之，非徒一阴一阳而已也"，大概是这种思想的余绪。

五行最初的提出应该与历法有关。农耕经济对天时的依赖使得华夏先民十分关注天地自然的运行规律，很早就着手历法的制定。《史记·历书》记载："黄帝考定星历，建立五行，起消息，正闰余。"可见，司马迁认为五行为黄帝所创之历法，司马迁之说在《管子·五行》可以得到印证，"昔黄帝以其缓急，作五声……五声既调，然后作立五行，以正天时。"《尚书·皋陶谟》又云："百僚师师，百工惟时。抚于五辰，庶绩其凝。"五辰即五时，《说文解字》"辰者，农之时也"，《尔雅》"不辰，不时也"。所以，五时应该是五行的最初理论形态，但其

① 葛志毅. 试论先秦五行世界图式之系统化. 大连大学学报，2003（1）：20—27.

具体符号系统与概念内容已不可知。

先秦还有一种五行五性论，《尚书·洪范》曰："五行：一曰水，二曰火，三曰木，四曰金，五曰土。水曰润下，火曰炎上，木曰曲直，金曰从革，土爰稼穑。润下作咸，炎上作苦，曲直作酸，从革作辛，稼穑作甘。"显然，这里的金、木、水、火、土五行已从其具体的实物意义中抽象出来，成为表示五种属性的符号。钱翰亦认为，《尚书·洪范》的金、木、水、火、土不是对实在的象征，而是对一种功能转换模型的表述[1]。

五行五时论与五行五性论合流的结果：五性论为后来的五行理论提供了最终的符号系统和属性定义，五时论为后来的五行理论提供了无限的容量空间——因为在中国人的观念中，时间总是与空间一体观察和认识的[2]，五时的有序更替必然带来空间物象的规律变化，这一点从《大戴礼记·夏小正》《礼记·月令》《吕氏春秋·十二纪》等的记载中也可以得到证实。

《内经》在前人认识基础上，运用取象比类方法与生克制化理论，将五行学说发展成为比较成熟的中国古代"朴素的普通系统论"[3]，具体内容见本文后之天人相应部分。就《内经》天道观中的五行理论而言：

在实体上，《内经》继承了上古五行五时论的思想，将一年分为五个时段，并运用取象比类方法对各个时段的时间与空间特征进行概括与总结，体现了五时与五方（或五位）的统一。特别说明的是，五时五方（或五位）得以统一的客观基础在于先秦以北斗七星斗杓运转以定四时的斗历。公元前 2000 多年，北斗七星距北极很近，终年不没，极引人注目，所以人们最早以其斗柄方向的变化来定季节[4]。《鹖冠子·环流》曰："斗柄东指，天下皆春；斗柄南指，天下皆夏；斗柄西指，天下皆秋；斗柄北指，天下皆冬。"当北斗七星的斗柄指向东方

---

① 钱翰.五行说之"五".北京大学研究生学志，2005（2）：98-104.

② 烟建华.论《内经》生命的四时法则.北京中医药大学学报，1998（4）：3-6.

③ 刘长林.《内经》的哲学和中医学的方法.北京：科学出版社，1985.

④ 管敏义.从《夏小正》到《吕氏春秋·十二纪》——中国年鉴的雏形.宁波大学学报，2002（2）：68-71.

时，东风吹拂，天气渐温，草木复苏，春天来临，大地充满生气，呈现一片青色，古人很自然地就把东—春—风—青—生等"象"联系在一起，以"木"为其代表符号；其后，斗柄逐渐南指，天气转热，骄阳似火，万物生长旺盛，时序进入夏季，古人又将南—夏—火（热）—赤—长等"象"联系在一起，以"火"为其代表符号[①]；秋冬同此（土与四时的相配涉及另一个问题，兹不详述，要之大约有二：一，土不独主时而旺于四季，各以每季之末十八日寄治；二，将一年分为春、夏、长夏、秋、冬五季，将土与长夏相配）。故《素问·阴阳应象大论》曰："东方生风，风生木……神在天为风，在地为木……在色为苍；南方生热，热生火……其在天为热，在地为火……在色为赤；中央生湿，湿生土……其在天为湿，在地为土……在色为黄；西方生燥，燥生金……其在天为燥，在地为金……在色为白；北方生寒，寒生水……其在天为寒，在地为水……在色为黑。"《水热穴论》曰："春者，木始治……夏者，火始治……秋者，金始治……冬者，水始治。"

在关系上，《内经》认为五行之间有生有克，通过生克的相互作用，保持着五行的多元统一、动态协调关系与运行的有序、适度状态。《素问·气交变大论》云："夫五运之政，犹权衡也，高者抑之，下者举之，化者应之，变者复之，此生长化成收藏之理，气之常也，失常则天地四塞矣。"《素问·六节藏象论》曰："五日谓之候，三候谓之气，六气谓之时，四时谓之岁，而各从其主治焉。五运相袭，而皆治之，终朞之日，周而复始，时立气布，如环无端。"

五行生克理论的产生可能与古人对五时循环往复的观察与来自生产生活经验的对金、木、水、火、土实物之间复杂关系的认识有关。将五行木、火、土、金、水依次与春、夏、长夏、秋、冬五季相配，那么在五时的循环往复中，就容易得出木、火、土、金、水依次相生的认识；而对五行相克关系的认识，则可能主要源于古人对木、土、水、火、金实物之间复杂关系的抽象，如《素问·宝命全形论》："木得

---

① 顾植山.五运六气基本原理.中医五运六气理论及疫病预测学术交流会论文集，2011.

金而伐，火得水而灭，土得木而达，金得火而缺，水得土而绝。"

三、运气和

运气是五运六气的简称。

运者，行也。《方言·第十二》："躔、历，行也。日运为躔，月运为逡。"《释名·释天》："运，行也。"《素问·天元纪大论》："天有五行御五位，以生寒暑燥湿风……论言五运相袭而皆治之，终朞之日，周而复始。""帝曰：愿闻五运之主时也何如？鬼臾区曰：五气运行，各终朞日，非独主时也。"前文先曰"五行"，后曰"五运"；后文先曰"五运"，后曰"五气运行"。可见，五行即五运，亦即木、火、土、金、水五气的运行。

五运理论认为，木、火、土、金、水五运之气分别主治一年五时，每运主七十三日零五刻，合计三百六十五日零二十五刻。初运木运，在大寒当日交运；二运火运，在春分节后十三日交运；三运土运，在芒种后十日交运；四运金运，在处暑后七日交运；五运水运，在立冬后四日交运。木运主时，风气当令；火运主时，热气当令；土运主时，湿气当令；金运主时，燥气当令；水运主时，寒气当令。又，本文五行部分已言明，五时五位统一的客观基础在于斗历，故《天元纪大论》曰："天有五行御五位，以生寒暑燥湿风。"

如果不是将一年五时均分，那么在夏秋之交（阴历六月）划出一个长夏属土，就可以暂时解决四时五行的配属问题，这也基本符合四时气候的变化特点（夏秋之交雨多湿重）。但在五运理论将一年五时均分后，问题便产生了：春分后天气方才转温便已属火运，而一年中最炎热的暑令却属土运，这显然不符合四时气候的实际变化特点，也有悖于古人试图用五运学说来从理论高度概括一年中时空转换总体特征的初衷。于是在五运基础上，古人又提出六气学说。

六气即初之气厥阴风木、二之气少阴君火、三之气少阳相火、四之气太阴湿土、五之气阳明燥金、六之气太阳寒水。每一气主四个节，六十天八十七刻半——初之气主大寒到春分、二之气主春分到小满、三之气主小满到大暑、四之气主大暑到秋分、五之气主秋分到小雪、六之气主小雪到大寒。具体见图1：

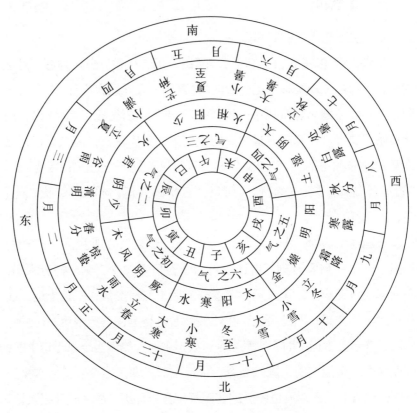

图1 六气主时节气图

将五运主运理论与六气主气理论相互对比，我们可以发现其最主要的区别在于：

首先，六气将五运之"火"一分为二，分别称为君火与相火，随之的结果就是将一年六分。这种做法既更好地反映了一年之中气候变化的实际特点（少阴君火为春分至小满的温热之气，少阳相火为小满至大暑的炎热之气），又齐整地实现了气（六气）与节（二十四节）的相互对应，在理论上较五运更为自洽与完善；其次，六气将阴阳各一分为三，较五运更好地体现了四时阴阳之动态量变过程与相互关系：太阳者，阳气初生也，反之即为阴气最盛，故主小雪到大寒；厥阴者，阴气始消也，反之即为阳气始长，故主大寒到春分；少阴者，阴气渐消也，反之即为阳气渐长，故主春分到小满；少阳者，阳气盛壮也，反之即为阴气衰弱，故主小满到大暑；太阴者，阴气初生也，反之即为阳气最盛，故主大暑到秋分；阳明者，阳气渐收也，反之即为阴气渐长，故主秋分到小雪，岁岁周而复始。

当然，运气学说还包括岁运、客运，客气、客主加临，运气同化等复杂内容，鉴于篇幅所限，就不一一解释。但五运主运与六气主气无疑是其最基本、最核心的架构。

运气学说对天地阴阳变化规律的描述，是我国古代气、阴阳、五行等天道理论的进一步发展，这种发展既有阴阳、五行理论各自的复杂化（如阴阳化为三阴三阳，五行生克理论的成熟及制化、胜复理论的出现），又有阴阳五行理论的合流（从六气阴阳加五行的命名方式即可以看出）。

就运气学说整体而言，著者以为，"和"思想是其基本思想。《素问·五运行大论》曰："上下相遘，寒暑相临，气相得则和，不相得则病。"《六元正纪大论》曰："欲通天之纪，从地之理，和其运，调其化，使上下合德，无相夺伦，天地升降，不失其宜，五运宣行，勿乖其政。"《至真要大论》曰："乘年之虚，则邪甚也。失时之和，亦邪甚也。遇月之空，亦邪甚也。"《灵枢·岁露论》曰："因岁之和，而少贼风者，民少病而少死。岁多贼风邪气，寒温不和，则民多病而死矣。"可见运气理论认为，运气变化以"和"为贵，"和"则天地升降有序，五运运行有常，六气变化有节，万物生生化化；反之则天地失序，寒温失和，生化失常，民亦多病。

运气学说之"和"思想具体体现在以下几方面：其一，时至气至者"和"。《素问·六节藏象论》云："五运之始，如环无端……五气更立，各有所胜，盛虚之变，此其常也。"《六元正纪大论》云："六气者，行有次，止有位。"无论五运还是六气，都是递相依次序按时节运行的。时至而气至，则运气变化正常；时至而气不至，则运气不及；时未至而气已至，则运气太过。故《六微旨大论》曰："至而至者和。至而不至，来气不及也。未至而至，来气有余也。"认为时至而气至者为

"和"。其二，六气制化者"和"。《六微旨大论》曰："相火之下，水气承之。水位之下，土气承之。土位之下，风气承之。风位之下，金气承之。金位之下，火气承之。君火之下，阴精承之……亢则害，承乃制，制则生化。外列盛衰，害则败乱，生化大病。"六气制化，即主时六气必须得到下承之气的抑制，才使其保持有度而不致过亢，从而万物生化有序，此即所谓"亢则害，承乃制，制则生化"，反之则生化大病。故六气制化者"和"。其三，主客相得者"和"。《素问·五运行大论》曰："上下相遘，寒暑相临，气相得则和，不相得则病。"六气之客气与主气五行相生或客主同气，则为主客相得，主客相得，则运气平和。故主客相得者"和"。其四，平气之年者"和"。《素问·五常政大论》曰："愿闻平气何如而名，何如而纪也？岐伯对曰：昭乎哉问也。木曰敷和，火曰升明，土曰备化，金曰审平，水曰静顺……故生而勿杀，长而勿罚，化而勿制，收而勿害，藏而勿抑，是谓平气。"运气合治，岁运太过而被抑或岁运不及而得助，则形成平气之年。平气之年，则气候和平，万物"生而勿杀，长而勿罚，化而勿制，收而勿害，藏而勿抑"，故平气之年者"和"。

先秦两汉「和」思想与《内经》理论建构

第二节　天人观中的"和"思想

有研究指出，《内经》中"天"字共出现 199 次，大致有宇宙自然、自然状态、人体部位等三种含义[①]。表示宇宙自然者如《素问·六节藏象论》"天至广不可度，地至大不可量"，《灵枢·本神》"天之在我者德也，地之在我者气也"；表示自然状态者如《素问·上古天真论》"人年老而无子者，材力尽邪，将天数然也"，《灵枢·本脏》"人

---

① 曲黎敏.《黄帝内经》天道观研究.北京：北京中医药大学，2003.

之有不可病者，至尽天寿"；表示人体部位者如《素问·三部九候论》"上部天，两额之动脉；上部地，两颊之动脉"，《灵枢·阴阳系日月》"腰以上为天，腰以下为地"。笔者以为，第一种含义是《内经》之"天"的基本含义，其余两种不过是第一种含义的引申类比而已，且《内经》中绝大多数"天"是第一种意义，即指天地自然。

《内经》之"人"即指人类。笔者以为，《内经》对"人"的认识亦包含三层旨义：其一，人源于天地自然。《素问·宝命全形论》："人以天地之气生，四时之法成。""天地合气，命之曰人。"《灵枢·经水》："夫人生于天地之间，六合之内。"其二，人是天地间最可宝贵的价值。《素问·宝命全形论》："天覆地载，万物悉备，莫贵于人。"《灵枢·玉版》："夫人者，天地之镇也。"其三，人之所以宝贵，是因为人具有主观能动性，具有认识"天"道、顺应"天"道，进而合于"天"道的智慧与能力。《素问·上古天真论》："余闻上古有真人者，提挈天地，把握阴阳。"《灵枢·逆顺肥瘦》："圣人之为道者，上合于天，下合于地，中合于人事，必有明法，以起度数。"

《内经》天人之"和"，即人与天地统一、谐和的关系与状态，这包含了两层意思：从"天"的角度来讲，在客观上，人之身既然源于天地自然，就必然要遵循天地自然变化之道，即所谓天人相应；从人的角度来讲，在主观上，人又可以主动地、有意识地认识"天"、合于"天"道，即所谓天人合一。

一、天人相应

《内经》中虽没有直接提出"天人相应"的概念，但无疑"天人相应"是其理论最基本的出发点之一。《素问·咳论》曰："人与天地相参。"《灵枢·邪客》曰："此人与天地相应者也。"《灵枢·岁露论》曰："人与天地相参也，与日月相应也。"

"天人相应"观念（或者说思维方式）在《内经》中主要体现在以下三个理论模型上：

第一，四时五脏理论模型。该理论认为，天有四时——春、夏、秋、冬，人有五脏——肝、心、脾、肺、肾，五脏与四时（准确地讲应该是五时，为做到脏与时的一一配属，古人把夏季的第三个月称为长夏，以配属脾）有通应关系。《素问·脏气法时论》："肝主春……心主夏……脾主长夏……肺主秋……肾主冬。"《灵枢·顺气一日分四时》："肝为牡脏，其色青，其时春……心为牡脏，其色赤，其时夏……脾为牝脏，其色黄，其时长夏……肺为牝脏，其色白，其时秋……肾为牝脏，其色黑，其时冬。"在本文天道观部分，著者已经阐释了这样的观点，即古人对时空总是一体观察和认识的，在四时季节的有序更替与空间万象的规律变化中，古人运用五行理论，一方面将五行与五时、五方、五气、五星、五色、五味、五音、五畜、五谷、五数、五脏、五病等联系起来，构建起庞大的自然与生命普遍联系的有机图景；另一方面又将五行与五脏、六腑、五体、五窍、五志、五声、五神、五液等联系起来，构建起协调统一的人身整体观，此即《内经》"天人相应"的四时五脏理论模型。具体见表1：

表1　四时五脏理论模型表

	肝	心	脾	肺	肾
五行	木	火	土	金	水
五时	春	夏	长夏	秋	冬
五方	东	南	中	西	北
五色	青	赤	黄	白	黑
五窍	目	耳	口	鼻	二阴
五味	酸	苦	甘	辛	咸
五畜	鸡	羊	牛	马	彘
五谷	麦	黍	稷	稻	豆
五星	岁	荧惑	镇	太白	辰
五体	筋	脉	肉	皮毛	骨
五音	角	徵	宫	商	羽
五数	八	七	五	九	六

	肝	心	脾	肺	肾
五气	臊	焦	香	腥	腐
五病	惊骇	五脏	舌本	背	溪
六腑	胆	小肠	胃	大肠	膀胱
五志	怒	喜	思	悲	恐
五声	呼	笑	歌	哭	呻
五神	魂	神	意	魄	志
五液	泪	汗	涎	涕	唾

第二，四时阴阳理论模型。该理论认为，人身阴阳之气的运行与天地阴阳之气的运行相通应，这种通应主要表现在三方面：其一，就一日而言，人身与天地均是平旦阳气生，日中阳气隆，黄昏阳气虚，合夜阴气盛。《素问·金匮真言论论》："平旦至日中，天之阳，阳中之阳也；日中至黄昏，天之阳，阳中之阴也；合夜至鸡鸣，天之阴，阴中之阴也；鸡鸣至平旦，天之阴，阴中之阳也。故人亦应之。"《素问·生气通天论》："故阳气者，一日而主外，平旦人气生，日中而阳气隆，日西而阳气已虚，气门乃闭。"其二，就一年而言，人身与天地均是冬至一阳生，此后阳气渐长。至夏至，阳气生长最盛时一阴生，此后阴气渐长。至冬至，阴气生长最盛时进入下一个阴阳循环。《素问·脉要精微论》："冬至四十五日，阳气微上，阴气微下；夏至四十五日，阴气微上，阳气微下。"《厥论》："春夏则阳气多而阴气少，秋冬则阴气盛而阳气衰。"这种阴阳之气的消息，在人身通过"四变之动，脉与之上下"而表现出来，《素问·脉要精微论》："四变之动，脉与之上下，以春应中规，夏应中矩，秋应中衡，冬应中权。""春日浮，如鱼之游在波；夏日在肤，泛泛乎万物有余；秋日下肤，蛰虫将去；冬日在骨，蛰虫周密，君子居室。"其三，人身卫气的运行亦与昼夜变化密切相关。卫气昼行于阳，夜行于阴，行于阳则人寤，入于阴则人寐。《灵枢·营卫生会》："卫气行于阴二十五度，行于阳二十五度，分为昼

夜，故气至阳而起，至阴而止。"《灵枢·口问》："卫气昼日行于阳，夜半则行于阴……阳气尽，阴气盛，则目瞑；阴气尽而阳气盛，则寤矣。"《灵枢·卫气行》："卫气之行，一日一夜五十周于身，昼日行于阳二十五周，夜行于阴二十五周，周于五脏。"

第三，寒暑朔望气血运行理论模型。该理论认为，人身经络气血的运行与天地之寒暑、月相之朔望变化密切相关，具体表现有二：其一，天温则经络气血易行，天寒则经络气血凝涩。《素问·八正神明论》："是故天温日明，则人血淖液而卫气浮，故血易写，气易行；天寒日阴，则人血凝泣而卫气沈。"《素问·离合真邪论》："天地温和，则经水安静；天寒地冻，则经水凝泣。"其二，朔日，月始生，人之气血亦生；望日，月廓满，人之气血亦盛；晦日，月廓空，人之气血亦虚。《素问·八正神明论》："月始生，则血气始精，卫气始行。月郭满，则血气实，肌肉坚。月郭空，则肌肉减，经络虚，卫气去，形独居"，《灵枢·岁露论》："月满则海水西盛，人血气积……至其月郭空，则海水东盛，人气血虚。"《内经》寒暑朔望气血运行理论模型的形成，仍与其类比思维与方法有关。《内经》将人身之经脉气血与大地之河海水流相类比（如前所引《灵枢·岁露论》之言及《灵枢·经水》"经脉十二者，外合于十二经水"），从观察寒暑朔望对自然河流及海水涨落变化的影响，得出其对人身经络气血运行影响的认识，这也再一次证明"天人相应"的思维与观念是《内经》理论构建最基本的出发点之一。

二、天人合一

如果说《内经》的天人关系中，"天人相应"是人在"天"的主导下，被动地、无意识地顺应了天地阴阳变化之道，自然地实现了天人关系的谐和，那么"天人合一"则是人充分发挥自身的主观能动性，主动地、有意识地去认识与顺应天地阴阳之道，自发地实现天人关系的谐和（因为这种谐和可以使人在与"天"的互动中获得最大益处，即个人生命的延益和人类生命的延续）。从这个角度讲，《内经》的

"天人合一"观念主要表现在以下两个方面：

其一，"顺四时而适寒暑"的养生观。《内经》认为，四时阴阳变化是万物生、长、化、收、藏的根本，人亦不能例外。《素问·四气调神大论》："夫四时阴阳者，万物之根本也。""故阴阳四时者，万物之终始也，死生之本也。"但人是可以认识天地四时阴阳变化之道的，认识并顺应天地阴阳之道是生命延益与延续的重要条件。《素问·上古天真论》："上古之人，其知道者，法于阴阳，和于术数……故能形与神俱，而尽终其天年，度百岁乃去。"《灵枢·本神》："故智者之养生也，必顺四时而适寒暑，和喜怒而安居处，节阴阳而调刚柔。如是则僻邪不至，长生久视。""顺四时而适寒暑"，即根据春夏秋冬阴阳之气的消长变化，调整个人起居、情志以顺应之，从而达到春夏养阳、秋冬养阴的目的。《素问·四气调神大论》："春三月，此谓发陈，天地俱生，万物以荣，夜卧早起，广步于庭，被发缓形，以使志生，生而勿杀，予而勿夺，赏而勿罚，此春气之应，养生之道也……夏三月，此谓蕃秀，天地气交，万物华实，夜卧早起，无厌于日，使志无怒，使华英成秀，使气得泄，若所爱在外，此夏气之应，养长之道也……秋三月，此谓容平，天气以急，地气以明，早卧早起，与鸡俱兴，使志安宁，以缓秋刑，收敛神气，使秋气平，无外其志，使肺气清，此秋气之应，养收之道也……冬三月，此谓闭藏，水冰地坼，无扰乎阳，早卧晚起，必待日光，使志若伏若匿，若有私意，若已有得，去寒就温，无泄皮肤，使气亟夺，此冬气之应，养藏之道也。""所以圣人春夏养阳，秋冬养阴，以从其根，故与万物沈浮于生长之门。"认为春天应"夜卧早起，广步于庭，被发缓形，以使志生"，以顺春生之气；夏天应"夜卧早起，无厌于日，使志无怒，使华英成秀，使气得泄"，以顺夏长之气；秋天应"早卧早起，与鸡俱兴，使志安宁"，以"收敛神气""使肺气清"，以顺秋收之气；冬天应"早卧晚起，必待日光，使志若伏若匿""去寒就温"，以顺冬藏之气。违背"顺四时而适寒暑"的养生之道，人身五脏之气就会受到克伐伤害，《素问·四气调神大论》："逆春气则少阳不生，肝气内变。逆夏气则太阳不长，心气内洞。逆秋气则太阴不收，肺气焦满。逆冬气则少阴不藏，肾气独沈。"

如果说四时是一个阴阳变化的大周期，那么一日则是一个阴阳变化的小周期。人身之阳气在一日之内亦表现出朝生、日长，暮收、夜藏的特点。《灵枢·顺气一日分四时》："春生、夏长、秋收、冬藏，是气之常也，人亦应之。以一日分为四时，朝则为春，日中为夏，日入为秋，夜半为冬。"顺应一日阴阳之气变化之道，就要日出而作，日落而栖，违此则形体劳困衰薄。《素问·生气通天论》曰："故阳气者，一日而主外，平旦人气生，日中而阳气隆，日西而阳气已虚，气门乃闭。是故暮而收拒，无扰筋骨，无见雾露，反此三时，形乃困薄。"

其二，"无代化，无违时"的调养观。

在本文天道观部分，著者阐述了天地自然变化运行之道，天人相应部分又阐述了一年、一月、一日人身阴阳气血运行变化规律，此即所谓"化"——天地自然之造化。在前文论述中笔者也试图处处渗透这样的思想，即这种"化"与"时"（时令）密切相关（"化"与"时"均既是天地自然变化运行的结果，又是天地自然变化运行的表现）。如果说这种"化"与"时"对未病之人的意义在于"顺四时而适寒暑"的养生防病操作，那么其对既病之人的意义就在于"无代化，无违时"的调养法则。

《素问·五常政大论》曰："化不可代，时不可违。"认为对于疾病的调养，自然之"化"不可替代，运气之变不可违背。药物用来祛除疾病，饮食用来调养人身（药以祛之，食以随之），但治疗与调养均应注意"度"的问题，勿使太过，以防伤正（大毒治病，十去其六；常毒治病，十去其七；小毒治病，十去其八；无毒治病，十去其九。谷肉果菜，食养尽之。无使过之，伤其正也）。调养与治疗中要特别重视天地与人身之自然气化过程，要调和养护这个过程，而不要违逆扰乱这个过程（无代化，无违时，必养必和，待其来复……静以待时，谨守其气，无使倾移），如是则形体渐趋盛壮，生气慢慢生长，疾病易于康复（其形乃彰，生气以长，命曰圣王）。

在"无代化，无违时"的法则下，《内经》还提出了许多具体的调养措施，如对于六气司天所生之疾的调治，《素问·六元正纪大论》提出，视运气之盛衰，食岁谷以全其真，食间谷以去其邪，并以药物酸、苦、甘、辛、咸等五味以调养治疗之。"太阳司天之政……岁宜苦以燥之温之，必折其郁气，先资其化源，抑其运气，扶其不胜，无使暴过而生其疾，食岁谷以全其真，避虚邪以安其正……阳明司天之政……食岁谷以安其气，食间谷以去其邪，岁宜以咸以苦以辛，汗之清之散之，安其运气，无使受邪，折其郁气，资其化源……少阳司天之政……抑其运气，赞所不胜，必折其郁气，先取化源……岁宜咸宜辛宜酸，渗之泄之，渍之发之，观气寒温以调其过……太阴司天之政……必折其郁气，而取化源，益其岁气，无使邪胜，食岁谷以全其真，食间谷以保其精。岁宜以苦燥之温之，甚者发之泄之……少阴司天之政……必抑其运气，资其岁胜，折其郁发，先取化源，无使暴过而生其病也。食岁谷以全真气，食间谷以辟虚邪。岁宜咸以耎之，而调其上，甚则以苦发之，以酸收之，而安其下，甚则以苦泄之……厥阴司天之政……必折其郁气，资其化源，赞其运气，无使邪胜，岁宜以辛调上，以咸调下，畏火之气无妄犯之"等。

第三节 人事观中的"和"思想

《内经》认为，人不仅是自然的人，同时还是社会的人，具有自然与社会的双重属性。《素问·疏五过论》曰："圣人之治病也，必知天地阴阳，四时经纪；五脏六腑，雌雄表里；刺灸砭石，毒药所主；从容人事，以明经道；贵贱贫富，各异品理；问年少长，勇怯之理。"其所谓"天地阴阳，四时经纪；五脏六腑，雌雄表里"即体现了人的自然属性，而"贵贱贫富，各异品理；问年少长，勇怯之理"则体现了人的社会属性。所以，《内经》不仅重视天人关系对人的影响，而且重视人与人关系——即"人事"——对人的影响。

"人事"一词，《内经》凡见七篇。《素问·阴阳应象大论》："惟贤人上配天以养头，下象地以养足，中傍人事以养五脏。"《素问·气交变大论》："夫道者，上知天文，下知地理，中知人事，可以长久。"《素问·著至教论》："上知天文，下知地理，中知人事，可以长久。"《素问·疏五过论》："凡此五者，皆受术不通，人事不明也。"《素问·徵四失论》："是以世人之语者，驰千里之外，不明尺寸之论，诊无人事。"《灵枢·逆顺肥瘦》："圣人之为道者，上合于天，下合于地，中合于人事，必有明法，以起度数，法式检押，乃后可传焉。"《灵枢·外揣》："夫九针者，小之则无内，大之则无外，深不可为下，高不可为盖，恍惚无穷，流溢无极，余知其合于天道人事、四时之变也。"其中《素问·气交变大论》又曰"通于人气之变化者，人事也"，可以看作是自注，即其认为人气变化与天地运气变化相应者谓之人事。

复观秦汉典籍可知，"人事"一词在与天地对举时，多指人世间事，如《吕氏春秋·贵信》："天地之大，四时之化，而犹不能以不信成物，又况乎人事。"《春秋繁露·郊语》："天地神明之心，与人事成败之真，固莫之能见也，唯圣人能见之。"《盐铁论·非鞅》："自天地不能两盈，而况于人事乎？"著者以为，《内经》"人事"之义亦不能例外，王冰注《素问·疏五过论》"人事"处即曰："言是五者，但名受术之徒，未足以通悟精微之理，人间之事，尚犹懵然。"张琦注《素问·徵四失论》"人事"处亦曰："人事，上所云贫富勇怯之类也。"可见，这些注家还是还了《内经》"人事"本意的，作为王冰补入的《气交变大论》之所以对"人事"作如是自注，盖为凸显七篇大论一以贯之的运气思想而已。

"和"思想是《内经》人事观的基本思想。

《素问·移精变气论》曰："往古人居禽兽之间，动作以避寒，阴居以避暑，内无眷慕之累，外无伸宦之形，此恬惔之世，邪不能深入也。故毒药不能治其内，针石不能治其外，故可移精祝由而已。当今之世不然，忧患缘其内，苦形伤其外，又失四时之从，逆寒暑之宜，贼风数至，虚邪朝夕，内至五脏骨髓，外伤空窍肌肤，所以小病必甚，大病必死，故祝由不能已也。"《素问·汤液醪醴论》曰："夫上古作汤液，故为而弗服也。中古之世，道德稍衰，邪气时至，服之万全。帝曰：今之世不必已何也。岐伯曰：当今之世，必齐毒药攻其中，镵石针艾治其外也。"

从这两段文字的表面上看，论述了"古今"之病病因与治疗之差异，但深层次则反映出了"古今"社会关系与状态的变化及《内经》的社会理想。

《内经》认为，上古是"恬惔之世"，人们"动作以避寒，阴居以避暑，内无眷慕之累，外无伸宦之形"；中古"道德稍衰"；当今之世，人们"忧患缘其内，苦形伤其外，又失四时之从，逆寒暑之宜"。从其叙述可知，就社会关系与状态而言，从"上古"到"今世"有一个道德渐衰、社会渐趋失序的过程；就社会理想而言，《内经》著者似乎比较推崇"上古"时代，认为"上古"虽然社会生产力不发达，社会物质条件不丰富，但人与人之间没有纷争，关系是自然和谐的。

赵明山认为，"上古"即遥远的古代，包括炎黄之前及其以后的很长一段历史时期，私有制尚未产生；"中古"当是黑暗的奴隶社会，应指禹以后的夏商及西周时期；"暮世"相当于春秋战国和秦汉时期①。

著者以为，对《内经》"上古""中古"与"今世"社会生活更多的了解，似乎还是要到与其时代相近的典籍中寻找。《礼记·礼运》曰："昔者仲尼与于蜡宾，事毕，出游于观之上，喟然而叹。仲尼之叹，盖叹鲁也。言偃在侧曰：君子何叹？孔子曰：大道之行也，与三代之英，丘未之逮也，而有志焉。大道之行也，天下为公。选贤与能，讲信修睦，故人不独亲其亲，不独子其子，使老有所终，壮有所用，幼有所长，矜寡孤独废疾者，皆有所养。男有分，女有归。货恶其弃于地也，不必藏于己；力恶其不出于身也，不必为己。是故谋闭而不兴，盗窃乱贼而不作，故外户而不闭，是谓大同；今大道既隐，天下为家，

① 赵明山.《黄帝内经》社会医学思想探析. 辽宁中医学院学报，1999（2）：75-77.

各亲其亲，各子其子，货力为己，大人世及以为礼。城郭沟池以为固，礼义以为纪。以正君臣，以笃父子，以睦兄弟，以和夫妇，以设制度，以立田里，以贤勇知，以功为己。故谋用是作，而兵由此起。禹、汤、文、武、成王、周公，由此其选也。此六君子者，未有不谨于礼者也。以著其义，以考其信，著有过，刑仁讲让，示民有常。如有不由此者，在势者去，众以为殃，是谓小康。"《礼记·礼运》认为，禹前之世是天下为公的"大同"社会，人与人之间和睦相处，自然的道德在社会关系调解中起着主要作用；禹后至汤、文、武、成、周是天下为家的"小康"社会，人与人之间的关系发生了变化，礼义开始在社会关系调解中起主要作用（这一点《道德经·十八章》"大道废，有仁义"的论说可为旁证）；而孔子生活的时代是礼坏乐崩的时代，故其十分向往"大道之行"的"大同"社会与"三代之英"的"小康"社会，一生倡导"礼义"为治。

将《内经》之"上古""中古"与《礼运》孔子之"大同""小康"等说法互参就可以看出，在"古今"社会分期上，《内经》与儒家几无二致，均分三期：即上古，或曰大同；中古，或曰小康；今世。在"古今"社会理想上，《内经》与儒家一脉相承，崇尚上古社会之自然和谐，故著者曰"和"思想是《内经》人事观的基本思想，《灵枢·师传》之言"使百姓无病，上下和亲，德泽下流，子孙无忧"正清晰地表达了《内经》的这种观点。

第四节　人体观中的"和"思想

有学者指出，所谓人体观，就是对人体的总认识。《内经》吸收了古代精气学说和阴阳五行学说等先进哲学思想，认为宇宙间一切物质均是由精气所构成，人体亦不例外①。还有学者研究认为，《内经》的人体生命构成论，包括气一分论、形神二分论、精气神三分论、精神气血四分论、神志气血肉五分论②。

与前人的逻辑归纳不同，笔者所谓人体观，虽亦是指《内经》的人体生命构成与生命活动论，但本文试图用"精气"（广义）来指称人体生命活动的一切物质存在及其表现；用形神来说明人之形体与意识思维形态、状态之间的相互关系；用邪正来理解人体生命活动中健康与非健康之间的动态关系。

"和"思想亦是《内经》人体观的基本思想。

一、精气和

"精气"是《内经》人体观建构的基本范畴之一。

著者认为，《内经》人体观中的精气范畴有广义与狭义之分。广义精气是人体生命活动一切物质存在及其表现的总称，这体现在两个方面：首先，人体生命源于父母精气的结合——《灵枢·决气》"两神相搏，合而成形，常先身生，是谓精"——故"人始生，先成精"（《灵枢·经脉》）；其次，精气是人体生命活动的一切物质存在与表现，《素问·金匮真言论》"夫精者，身之本也"，《生气通天论》"阴平阳秘，精神乃治；阴阳离决，精气乃绝"，《灵枢·根结》"调阴与阳，精气乃光"；狭义精气是人体不同结构与部位生命活动的基础与表现，如生殖之精气（《素问·上古天真论》"二八，肾气盛，天癸至，精气溢泻，阴阳和，故能有子""七八……天癸竭，精少"）、脏腑之精气（《素问·五脏别论》"所谓五脏者，藏精气而不泻也"，《灵枢·大惑论》"五脏六腑之精气，皆上注于目而为之精"）、经络之精气（《灵枢·终始》"脉虚者，浅刺之，使精气无泻出"；《灵枢·营卫生会》"营卫者，精气也；血者，神气也"）等。

---

① 陶广正.《黄帝内经》中的人体观考辨.中医药学刊，2003（6）：943.
② 丁彰炫.中国古代哲学和《黄帝内经》的人体生命构成论.北京中医药大学学报，2001（1）：17-20.

由于在前已言明，本文试图用"精气"来指称人体生命活动的一切物质存在及其表现——《灵枢·决气》亦云："余闻人有精、气、津、液、血、脉，余意以为一气耳。"著者以为，这个"一气"可以认为就是广义之精气——故统而论之，"精气和"指整个人体生命活动多元统一、动态协调的关系及变化适度的状态，五脏精气内守、六腑功能协调、营卫之行有度、气血津液流畅都可以看作是精气和的表现。《灵枢·本脏》曰："血和则经脉流行，营复阴阳，筋骨劲强，关节清利矣；卫气和则分肉解利，皮肤调柔，腠理致密矣；志意和则精神专直，魂魄不散，悔怒不起，五脏不受邪矣；寒温和则六腑化谷，风痹不作，经脉通利，肢节得安矣，此人之常平也。"《灵枢·天年》亦曰："五脏坚固，血脉和调，肌肉解利，皮肤致密，营卫之行，不失其常，呼吸微徐，气以度行，六腑化谷，津液布扬，各如其常，故能长久。"分而析之，精气和又包括营卫和、气血津液和、脏腑和等。

所谓营卫和，即如《灵枢·天年》所云："营卫之行，不失其常，呼吸微徐，气以度行。"具体表现在两方面：一方面指营气与卫气各自功能的正常，如《灵枢·本脏》："卫气者，所以温分肉，充皮肤，肥腠理，司开阖者也。"《灵枢·邪客》："营气者，泌其津液，注之于脉，化以为血，以荣四末，内注五脏六腑。"另一方面指营卫之间关系的变和，如《灵枢·营卫生会》："营在脉中，卫在脉外，营周不休，五十而复大会，阴阳相贯，如环无端。"《灵枢·卫气》："其浮气之不循经者，为卫气；其精气之行于经者，为营气。阴阳相随，外内相贯，如环之无端。"

所谓气血津液和，即气血津液运行的和畅，具体亦表现在两方面：一方面，气血津液，贵在流畅。如《素问·生气通天论》："是以圣人陈阴阳，筋脉和同，骨髓坚固，气血皆从。如是则内外调和，邪不能害，耳目聪明，气立如故。"从者，顺也。"气血皆从"即气血运行顺畅。气血运行顺畅则"内外调和"，人体康健。故下文复言："气血以流，腠理以密。如是则骨气以精，谨道如法，长有天命。"人身不仅气血运行要顺畅，津液运行也要流畅，故《灵枢·天年》曰"津液布扬"，《灵枢·五味》曰"谷气津液已行"。另一方面，气血津液，贵在和调。这又包含两层意思：其一，气与津液、气与血之间要和调，《素问·六节藏象论》："气和而生，津液相成，神乃自生。"《灵枢·逆顺肥瘦》："常人……其血气和调。"其二，气、血、津液三者之间要和调。《灵枢·营卫生会》曰："中焦……所受气者，泌糟粕，蒸津液，化其精微，上注于肺脉，乃化而为血，以奉生身，莫贵于此。"《灵枢·痈疽》亦曰："中焦出气如露，上注溪谷，而渗孙脉，津液和调，变化而赤为血。血和则孙脉先满溢，乃注于络脉，络脉皆盈，乃注于经脉。阴阳已张，因息乃行。"气、血、津液三者之间有互生互化、相互为用的关系，故气、血、津液三者和调是人体生命活动正常进行的重要条件。

所谓脏腑和，即人体脏腑功能的统一协调，这包含两方面内容：首先，五脏及其相关系统各自功能的正常（关于五脏及其相关系统，参见本文天人相应下四时五脏理论模型部分）。五脏及其相关系统在人体生命活动中承担着不同的生理功能，如《素问·刺禁论》"肝生于左，肺藏于右，心部于表，肾治于里，脾为之使，胃为之市"，故其功能的正常是人体生命活动正常的前提与基础。同时，由于《内经》对人体具体生命活动的认识集中体现在其以五脏为核心的藏象体系上，故五脏功能的正常就代表了以五脏为核心的系统功能的正常，如《灵枢·脉度》："肺气通于鼻，肺和则鼻能知臭香矣；心气通于舌，心和则舌能知五味矣；肝气通于目，肝和则目能辨五色矣；脾气通于口，脾和则口能知五谷矣；肾气通于耳，肾和则耳能闻五音矣。"其次，脏腑之间功能的统一、协调。人体是一个有机的整体，人体生命活动的正常进行，不仅有赖于五脏及其相关系统各自功能的正常，而且有赖于脏腑之间功能的统一、协调。这种统一协调表现为：其一，"心"主导下的"十二官"相使，《素问·灵兰秘典论》："心者，君主之官也，神明出焉。肺者，相傅之官，治节出焉。肝者，将军之官，谋虑出焉。胆者，中正之官，决断出焉。膻中者，臣使之官，喜乐出焉。脾胃者，仓廪之官，五味出焉。大肠者，传道之官，变化出焉。小肠者，受盛之官，化物出焉。肾者，作强之官，伎巧出焉。三焦者，决渎之官，水道出焉。膀胱者，州都之官，津液藏焉，气化则能出矣。凡此十二官者，不得相失也。故主明则下安……主不明则十二官危。"其二，在具体生理活动中脏腑功能的密切配合，以饮食水谷的运化为例，其过程为："食气入胃，散精于肝，淫气于筋。食气入胃，浊气归心，淫精于脉。脉气流经，经气归于肺，肺朝百脉，输精于皮毛。毛脉合精，行气于腑。腑精神明，留于四脏……饮入于胃，游溢精气，上输于脾。脾气散精，上归于肺。通调水道，下输膀胱。水精四布，五经并行。"（《素问·经脉别论》）

如果说营卫和、气血津液和、脏腑和是人体正常生命活动的基础与表现，那么营卫、气血津液、脏腑之功能失和则是人体生命活动失调，甚至发生疾病的前提与原因。

营卫失和有两方面表现：一是营卫之气各自功能的失常。卫气不行会出现肌肉不仁、胸胁胀满、喘呼逆息等病证，如《素问·风论》："卫气有所凝而不行，故其肉有不仁也。"《灵枢·卫气失常》："卫气之留于腹中，蓄积不行，菀蕴不得常所，使人支胁，胃中满，喘呼逆息。"营气不行会发生痈疽，《素问·生气通天论》："营气不从，逆于肉理，乃生痈肿。"《灵枢·玉版》："营气不行，乃发为痈疽。"二是营卫之间关系的失和。营卫失和会出现昼不精、夜不瞑、气乱胸闷等病证，《灵枢·营卫生会》："老者……其营气衰少而卫气内伐，故昼不精，夜不瞑。"《灵枢·五乱》："清气在阴，浊气在阳，营气顺脉，卫气逆行，清浊相干，乱于胸中，是谓大悗。"

气血津液、脏腑失和则是人体多种疾病发生的前提与原因，《素问·举痛论》："百病生于气也。"《素问·调经论》："血气不和，百病乃变化而生。"《灵枢·百病始生》："夫百病之始生也，皆生于风雨寒暑，清湿喜怒。喜怒不节则伤脏，风雨则伤上，清湿则伤下。"气血失和所生之疾病，如薄厥、消瘅等，《素问·生气通天论》："大怒则形气绝，而血菀于上，使人薄厥。"《灵枢·五变》："人之善病消瘅者……血气逆留，髋皮充肌，血脉不行，转而为热，热则消肌肤，故为消瘅。"津液失和，或为失润，或为肿胀，如《灵枢·经脉》："津液去皮节者，则爪枯毛折。"《灵枢·五癃津液别》:"津液不化……则为水胀。"脏腑失和会出现"胃不和则卧不安"(《素问·逆调论》),"五脏不和,则七窍不通;六腑不合,则留为痈。"(《灵枢·脉度》)

二、形神和

《内经》中形神的含义大约有三种:其一,指物质与运动;其二,指形体与功能;其三,指肉体与精神。

对于形神,《内经》中给出过自己的定义。《素问·八正神明论》曰:"请言形,形乎形,目冥冥……请言神,神乎神,耳不闻,目明心开而志先,慧然独悟,口弗能言,俱视独见适若昏,昭然独明,若风吹云。"张介宾曰:"形乎形,见乎外也。"笔者曰:"神乎神,存乎内也。"从本段解读,形即人外在之形体,神即人内在之神思,形可见,神不可见。具体而言,"形"指人体皮毛肌肉、经络气血、精气津液、五脏六腑、四肢九窍百骸等生命活动的物质存在形式,如《素问·调经论》:"人有精气津液,四支九窍,五脏十六部,三百六十五节。"《素问·缪刺论》:"夫邪之客于形也,必先舍于皮毛;留而不去,入舍于孙脉;留而不去,入舍于络脉;留而不去,入舍于经脉,内连五脏,散于肠胃,阴阳俱感,五脏乃伤。"神指人之神、魂、魄、意、志、思、智、虑等意识思维形态,如《灵枢·本神》:"凡刺之法,先必本于神……故生之来谓之精,两精相搏谓之神,随神往来者谓之魂,并精而出入者谓之魄。所以任物者谓之心,心有所忆谓之义,意之所存谓之志,因志而存变谓之思,因思而远慕谓之虑,因虑而处物谓之智。"虽然在《内经》的论述中,神也有用来指人体生命活动表现者,如《素问·移精变气论》"得神者昌,失神者亡",《灵枢·天年》"失神者死,得神者生",但这种表现始终与人之意识思维状态密切相关。概而言之,《内经》所谓人之神,即指人的意识思维形态与状态。

就形与神的关系而言,《素问·上古天真论》曰"形与神俱",认为理想的形神关系应该是人之形体与意识思维之间处于一种统一协调的状态,亦即形神和。

形神和具体体现在：首先，形须神以立，神须形以存。《灵枢·天年》："血气已和，营卫已通，五脏已成，神气舍心，魂魄毕具，乃成为人。"《素问·宣明五气》："心藏神，肺藏魄，肝藏魂，脾藏意，肾藏志。"《灵枢·平人绝谷》："气得上下，五脏安定，血脉和利，精神乃居。"可见"形"必须依赖"神"才能表现出生命活动，而神也必须依附于形才能存在。其次，形健则神旺，神专则形寿。《素问·六节藏象论》："五气入鼻，藏于心肺，上使五色修明，音声能彰。五味入口，藏于肠胃，味有所藏，以养五气。气和而生，津液相成，神乃自生。"《素问·生气通天论》："故圣人传精神，服天气，而通神明。"可见形体强健则神气旺盛，精神专直则形体长久。最后，形神相守，人得长寿。《素问·上古天真论》："夫上古圣人之教下也，皆谓之虚邪贼风，避之有时，恬惔虚无，真气从之，精神内守，病安从来。""余闻上古有真人者，提挈天地，把握阴阳，呼吸精气，独立守神，肌肉若一，故能寿敝天地，无有终时。"可见精神与形体相互守护，神根于中，形全于外，则人得长寿。

反之，形神失和则为病为灾，具体体现在形弊则神散，神伤则形衰，神去则形死。《素问·汤液醪醴论》："形弊血尽而功不立者何。岐伯曰：神不使也……精神不进，志意不治，故病不可愈。今精坏神去，荣卫不可复收……精气弛坏，荣泣卫除，故神去之而病不愈也。"《灵枢·本神》："心怵惕思虑则伤神，神伤则恐惧自失，破䐃脱肉，毛悴色夭，死于冬。"《灵枢·天年》："百岁，五藏皆虚，神气皆去，形骸独居而终矣。"

三、邪正和

邪正学说是《内经》用来解释人体生命活动中健康与非健康之间动态关系的学说。

"正"指人体维持生命活动正常状态，使自身趋向健康的内在力量与趋势。"正"在《内经》中有正气（《素问·举痛论》"思则心有所存，神有所归，正气留而不行"，《灵枢·小针解》"神者，正气也"）、真气（《素问·离合真邪论》"真气者，经气也"，《灵枢·刺节真邪》"真气者，所受于天，与谷气并而充身也"）、精气（《素问·通评虚实论》"邪气盛则实，精气夺则虚"，《素问·调经论》"精气不伤，邪气乃下"）等不同称谓；"邪"指引起人体生命活动失调，使人体趋向非健康状态的力量与趋势。"邪"在《内经》中有"虚邪、正邪、奇邪，淫邪、阴邪、阳邪，伏邪、故邪、僻邪"等不同分类①，如《素问·上古天真论》"虚邪贼风，避之有时"、《素问·气穴论》"以溢奇邪，以通荣卫"、《灵枢·邪气脏腑病形》"正邪之中人也"、《灵枢·病传》"淫邪泮衍"等。

从宏观来看，人体生命活动的过程，是人与自然及社会不断磨合的过程（当然也包括人自身形神之间的磨合），这种磨合就体现为邪正力量与趋势之间的不断消长与斗争。一方面，邪正斗争的结果直接决定人体生命活动的健康与非健康："正"的力量与趋势（即正气）占上风，则人体保持健康状态；"邪"的力量与趋势（即邪气）占上风，则人体出现非健康状态。另一方面，邪正斗争的程度也间接影响人体生命活动的健康与非健康：邪正斗争和缓，则人体亦趋向健康；邪正斗争剧烈，则人体趋向非健康。邪正和，即邪正斗争中"正"的力量与趋势占上风或邪正斗争和缓，人体具有良好的适应与调控能力，继续保持其健康趋向的状态。人体出现"邪正和"的原因有三：一因正气固，如《素问·生气通天论》"苍天之气，清净则志意治，顺之则阳气固，虽有贼邪，弗能害也"；二因邪气弱，如《灵枢·刺节真邪》"正风者，其中人也浅，合而自去，其气来柔弱，不能胜真气，故自去"；三因治疗得时得法，如《素问·调经论》"取分肉间，无中其经，无伤其络，卫气得复，邪气乃索"。

反之，邪正失和，斗争剧烈，真邪相攻，或"邪"的力量与趋势（即邪气）占上风，则人体出现非健康状态。如《灵枢·胀论》："厥气在下，营卫留止，寒气逆上，真邪相攻，两气相搏，乃合为胀也。"

---

① 刘峰.《论黄帝内经》之邪气理论.成都：成都中医药大学，2011.

《灵枢·刺节真邪》："虚邪偏容于身半，其入深，内居荣卫，荣卫稍衰，则真气去，邪气独留，发为偏枯。"若邪气太盛，正气脱失，则人体生命活动终止，《素问·离合真邪论》："真气已失，邪独内著，绝人长命，予人夭殃。"

需要指出的是，虽然从概念表面来讲，邪与正具有天然的斗争性；但从深层本质来讲，邪与正亦有内在的统一性。这表现在：其一，邪正具有相对性，相伴相生，相比较而存在——即无邪就无所谓正，无正亦无所谓邪。《素问·评热病论》："邪之所凑，其气必虚。"《素问·刺法论》："正气存内，邪不可干。"其二，邪正在一定条件下可以相互转化，正可以转化为邪，邪亦可以转化为正。《素问·举痛论》"寒气客于小肠膜原之间，络血之中，血泣不得注于大经，血气稽留不得行，故宿昔而成积矣"，此血气受寒稽留而成邪气；《素问·汤液醪醴论》："开鬼门，洁净府，精以时服，五阳已布，疏涤五脏，故精自生，形自盛，骨肉相保，巨气乃平"，此通过适当治疗，使内停之水邪复化为津液，而成人身正气。其三，邪正相互转化的原因与依据在于"邪"本质上亦是由人体生命活动所化，即邪正一气所化。张景岳《类经》注《素问·举痛论》"百病生于气"曰："气之在人，和则为正气，不和则为邪气。"可见，为正为邪，关键不在自身之气或外来之气，而在气之和与不和。虽然从《内经》有关表述来看，其试图从人体外部寻找引起生命活动失调的原因，也创造性地建立了风、寒、暑、湿、燥等貌似外来之邪的概念。但究其实质，所谓风、寒、暑、湿、燥邪不过是这些自然因素作用于人体，引起生命活动失调后，对人体这种失调反应的概括，而不是这些自然因素本身。《内经》这种"刺激—反应"的病因解释模式，后世称其为"审（辨）症求因"。清代钱潢在《伤寒溯源集》中谓之："受本难知，发则可辨，因发知受。"有研究者亦指出，《内经》之"邪"是一种包括致病因素、致病条件、机体反应在内的综合概括[1]。《内经》对此似乎亦有一定认识，故其讨论邪正时往往将

① 张俐敏.《内经》"邪"概念研究.北京：北京中医药大学，2008.

其对称，且认为邪循正气出入。《素问·四时刺逆从论》："是故邪气者，常随四时之气血而入客也。"《灵枢·小针解》："邪循正气之所出入也。"

第五节　《内经》养生观中的"和"思想

狭义的养生指未病时对生命的保养、护养，通过这种保养、护养以达到益寿延年的目的；广义的养生还应包括已病时对疾病的调养、治疗。无论是对生命的保养还是对疾病的调养，《内经》的理论原则是一以贯之的，即"和"。《内经》关于疾病调养与治疗的"和"思想，在前文中已做渗透性阐述，此处所谓养生观是就狭义而言。又，鉴于天人和、形神和等涉及养生的重要内容前文业已论述，故本部分只讨论道德和、饮食和、情志和、劳逸和等养生原则。

一、道德和

在本文战国"和"思想研究之庄子部分，著者已阐述"道"为天之道，"道"在于万物则体现为"德"。《内经》充分继承了这种思想，《灵枢·本神》曰"天之在我者德也"，认为"德"是天之道在于人的体现。既然天道贵和，天道和则万物化生，那么人"德"亦在和，人"德"和则益寿延年。《素问·上古天真论》曰："夫上古圣人之教下也，皆谓之虚邪贼风，避之有时，恬惔虚无，真气从之，精神内守，病安从来。是以志闲而少欲，心安而不惧，形劳而不倦，气从以顺，各从其欲，皆得所愿。故美其食，任其服，乐其俗，高下不相慕，其民故曰朴。是以嗜欲不能劳其目，淫邪不能惑其心，愚智贤不肖不惧于物，故合于道。所以能年皆度百岁而动作不衰者，以其德全不危也。"认为"德全"则寿不危。所谓"德全"，《素问·上古天真论》概括为"恬惔虚无"四个字。恬惔者，安静也；虚无者，空旷也。即个人心

101

第四章　《内经》"和"思想研究

灵世界的空旷与安静，这是"德全"的总原则。这个总原则又具体化为"志闲而少欲，心安而不惧""美其食，任其服，乐其俗，高下不相慕""嗜欲不能劳其目，淫邪不能惑其心，愚智贤不肖不惧于物"等三方面的要求。概而言之，即内心的平和旷达，对物欲的淡泊，对名利的超脱，对现实生活的满足。《内经》认为，如果能做到内心的"恬惔虚无"，就可以实现益寿延年的目的。《素问·阴阳应象大论》："是以圣人为无为之事，乐恬惔之能，从欲快志于虚无之守，故寿命无穷，与天地终，此圣人之治身也。"反之，若内心焦躁，孜孜汲汲于物欲名利，则是夭亡之由。《素问·痹论》："阴气者，静则神藏，躁则消亡。"认为人之五脏神气，安静则内敛而守藏，焦躁则易耗散而消亡。《素问·疏五过论》："凡未诊病者，必问尝贵后贱，虽不中邪，病从内生，名曰脱营。尝富后贫，名曰失精……诊有三常，必问贵贱，封君败伤，及欲侯王。故贵脱势，虽不中邪，精神内伤，身必败亡。"认为尝贵后贱、尝富后贫，易生脱营、失精等病变，醉心于物欲名利是夭亡之由。

　　《内经》"恬惔虚无"之说，显然是对老子"清静为天下正"（《道德经·四十五章》）与庄子"德和"思想的进一步发挥与发展（《庄子·外篇·刻意》即言"夫恬惔寂寞，虚无无为，此天地之平而道德之质也"）。同时"恬惔虚无"的原则也深刻影响了《内经》本身之情志理论（详见后文之"情志和"）。这种通过个人内心修养以实现养生目的之思想，是中华传统养生文化的独特之处。

二、饮食和

　　《素问·平人气象论》云："人以水谷为本，故人绝水谷则死。"《灵枢·五味》曰："故谷不入半日则气衰，一日则气少矣。"认为饮食水谷是人赖以生存的根本条件，人不可一日不进水谷。《素问·生气通天论》曰："阴之所生，本在五味，阴之五宫，伤在五味。"认为饮食五味虽是人赖以生存的根本条件，但饮食不适亦可伤及脏腑功能，故饮食和是养生的重要原则。

　　《内经》饮食和思想包括两方面内容：

首先，食饮有节。食饮有节之"节"又包含两层意思：其一，节有"制"义。《说文解字·辟部》："辟：法也。从卩从辛，节制其罪也。"故食饮有节即食饮要有节制，亦即饮食要适量而不可过量。其二，节有"期"义。《释名·释天》曰："时，期也，物之生死各应节期而止也。"节期者，应时而至也。故食饮有节，还有食饮要有节律，亦即按时进食之义。《素问·上古天真论》曰："上古之人，其知道者……食饮有节……而尽终其天年，度百岁乃去。"认为食饮有节，是上古知"道"之人养生全年之重要举措之一。反之，食饮不节则会影响人体脏腑功能——主要损伤胃肠功能——出现腹胀、便秘或飧泄、肠澼等病变。《素问·太阴阳明论》："食饮不节、起居不时者阴受之……阴受之则入五脏……入五脏则腹满闭塞，下为飧泄，久为肠澼。"《素问·痹论》："饮食自倍，肠胃乃伤。"《灵枢·小针解》："寒温不适，饮食不节而病生于肠胃。"

其次，谨和五味。《素问·六节藏象论》云："天食人以五气，地食人以五味……五味入口，藏于肠胃，味有所藏，以养五气。"认为饮食五味源于天地，是人生命活动的重要支撑。同时，五脏于五味各有所喜，五味入口，各归其所喜。《灵枢·五味》："五味各走其所喜，谷味酸，先走肝；谷味苦，先走心；谷味甘，先走脾；谷味辛，先走肺；谷味咸，先走肾。"但就人之饮食结构而言，不可有五味偏嗜，否则易引起脏腑功能失调。《素问·生气通天论》："是故味过于酸，肝气以津，脾气乃绝；味过于咸，大骨气劳，短肌，心气抑；味过于甘，心气喘满，色黑，肾气不衡；味过于苦，脾气不濡，胃气乃厚；味过于辛，筋脉沮弛，精神乃央。"《灵枢·五味论》："酸走筋，多食之令人癃；咸走血，多食之令人渴；辛走气，多食之令人洞心；苦走骨，多食之令人变呕；甘走肉，多食之令人悗心。"所以要"谨和五味"（使五味调和），以实现饮食结构与营养的均衡，达到"长有天命"的目的。故《素问·生气通天论》曰："是故谨和五味，骨正筋柔，气血以流，腠理以密，如是，则骨气以精，谨道如法，长有天命。"

三、情志和

《素问·阴阳应象大论》曰："人有五脏化五气，以生喜怒悲忧恐""在脏为肝……在志为怒……在脏为心……在志为喜……在脏为脾……在志为思……在脏为肺……在志为忧……在脏为肾……在志为恐。"认为人之情志由五脏之气所化，并认为肝在志为怒、心在志为喜、脾在志为思、肺在志为忧（悲）、肾在志为恐（惊）。究之实际，五脏本身并不能自发产生情志活动，情志活动的产生一定是外界刺激因素（自然的、社会的）作用于个人心灵世界，个人心灵世界对这种刺激的"感知—应激"反应。故有中医学者结合现代心理学理论提出，"情志是一种内心体验，是在外界刺激因素作用下，使五脏精气发生变动而产生的具有某种倾向性的态度表现"[1]。《礼记·乐记》言："乐者，音之所由生也。其本在人心之感于物也。是故其哀心感者，其声噍以杀；其乐心感者，其声啴以缓；其喜心感者，其声发以散；其怒心感者，其声粗以厉；其敬心感者，其声直以廉；其爱心感者，其声和以柔。六者，非性也，感于物而后动。"本段虽是讨论乐音感于人心而引发的情志变动，但著者以为，其实可以看作具有普适意义的情志产生论，即人哀乐喜怒等情志变化是由于"外物"作用于"内心"，内外相交，心物相感而生。

情志和者，情志变化和缓、适度也。适度和缓的情志变化是个人心灵世界对外界刺激因素的正常"感知—应激"反应，亦是五脏功能活动正常的表现之一。从情志产生理论我们可知，情志和取决于两方面因素：其一，"外物"，即外界刺激因素的和缓、适度；其二，"内心"，即个人心灵世界的和缓、平和。当外界刺激因素过于突然、强烈或个人心灵世界易于躁动、偏激，则会引起这种"感知—应激"反应失度，出现情志失和。情志失和又会进一步损伤人身五脏之功能与气机，从而影响个人身心健康。如《素问·阴阳应象大论》："怒伤

---

[1] 金光亮.论情志与情志病因.中国医药学报，1997（3）：9–11.

肝……喜伤心……思伤脾……忧伤肺……恐伤肾。"《举痛论》："怒则气上，喜则气缓，悲则气消，恐则气下……惊则气乱……思则气结。"《痿论》："悲哀太甚则胞络绝，胞络绝则阳气内动，发则心下崩，数溲血也。"《灵枢·本神》："是故怵惕思虑者则伤神，神伤则恐惧，流淫而不止。因悲哀动中者，竭绝而失生。喜乐者，神惮散而不藏；愁忧者，气闭塞而不行；盛怒者，迷惑而不治；恐惧者，神荡惮而不收。"《灵枢·口问》："大惊卒恐，则血气分离，阴阳破败，经络厥绝，脉道不通，阴阳相逆，卫气稽留，经脉虚空，血气不次，乃失其常。""外物"是我们无法掌控的，但个人内心世界却可以修养，故保持内心的和缓、平和（有似于"恬惔虚无"）是实现情志和，进而达到养生目的之重要举措。故《素问·上古天真论》曰："其次有圣人者……适嗜欲于世俗之间，无恚嗔之心……以恬愉为务，以自得为功，形体不敝，精神不散，亦可以百数。"

四、劳逸和

《素问·上古天真论》曰"形劳而不倦""外不劳形于事，内无思想之患"。认为劳而不倦，勿使身心过劳是养生的重要原则。劳而不倦即劳逸适度，劳逸适度者，劳逸和也。

人生命活动中，适度的体力、脑力及房事活动，可以使人气血流通、筋骨强健、神思敏捷、身心和畅。若劳力、劳神、房劳过度，又会伤及人体气血阴阳而致病。

人之精神宜恬惔安静，形体却宜适度劳作，所谓形欲动而神欲静。形体过逸则气血运行不畅，易生痿废不用之疾。如《素问·异法方宜论》："中央者，其地平以湿，天地所以生万物也众，其民食杂而不劳，故其病多痿厥寒热，其治宜导引按跷。"中央之地，其民生活安逸，形体少劳，故气血运行不畅而易生"痿厥"等肢体不用之疾，治宜导引按跷以疏通气血；形体过劳又会耗伤人体阳气而致病，故《素问·生气通天论》"阳气者，烦劳则张"，《素问·举痛论》"劳则气耗……劳则喘息汗出，外内皆越，故气耗矣"。形体过劳可分为劳力过度与房劳过度。劳力过度，易直接伤及人体阳气，或致虚热内生，或发为骨痿。如《素问·调经论》："有所劳倦，形气衰少，谷气不盛，上焦不行，下脘不通，胃气热，热气熏胸中，故内热。"《素问·痿论》："有所远行劳倦，逢大热而渴，渴则阳气内伐，内伐则热舍于肾……发为骨痿。"房劳过度则伤肾，男子易出现阳痿、遗精，女子易出现带下等疾患。《灵枢·邪气脏腑病形》："入房过度，汗出浴水，则伤肾。"《素问·痿论》："入房太甚，宗筋弛纵，发为筋痿，及为白淫。"马莳注"白淫"曰："在男子为精滑，在女子为白带。"

神思过劳，一方面易致气机不行，出现胸闷、太息等症。《素问·举痛论》："思则气结……思则心有所存，神有所归，正气留而不行，故气结矣。"《灵枢·口问》："忧思则心系急，心系急则气道约，约则不利，故太息以伸出之。"故《灵枢·阴阳二十五人》曰"木形之人……劳心少力多忧"，认为劳心少力的木形人多忧愁。另一方面易致神气内耗，出现精神不能专注、善惊易恐等症。《灵枢·本神》："心怵惕思虑则伤神，神伤则恐惧自失。"《灵枢·大惑论》："故神劳则魂魄散，志意乱。"

此外，《素问·宣明五气》曰："久视伤血，久卧伤气，久坐伤肉，久立伤骨，久行伤筋，是谓五劳所伤。"认为视、卧、坐、立、行等人之五种体态保持过久，亦会损伤人身气血与骨肉筋脉等组织。故《素问·经脉别论》曰"春秋冬夏，四时阴阳，生病起于过用"，认为过劳是多种疾病发生的原因。反之可见，动静结合、劳逸适度是健康生命活动的保证。

第六节　《内经》治疗观中的"和"思想

如前所述，精气和（包括营卫和、气血津液和、脏腑和）、形神和、邪正和是健康生命活动的表现，德和、饮食和、起居和、情志和、劳逸和是养生的重要原则，诸般"失和"是导致机体非健康（或疾病），甚至死亡的原因，那么"和"理所当然就是《内经》治疗观的总原则。具体而言，又分别有和营卫、和气血、和津液、和脏腑、和形神、和邪正、和德、和饮食、和起居、和情志、和劳逸等，不一而足。相关内容前文已有所涉及，不再另论。本部分主要涉及《内经》治疗观之"无伐天和"与"标本和"的思想。

一、无伐天和

"无伐天和"是《内经》"天人合一"思想在治疗观的体现。

《素问·五常政大论》曰："必先岁气，无伐天和。"对于"天和"，王冰认为，岁有厥阴、少阴、少阳、太阴、阳明、太阳等六气，人应之而有弦、钩、大而浮、沉、短而涩、大而长等六脉，"如是六脉，则为天和"。[1]张介宾认为："五运有纪，六气有序，四时有令，阴阳有节，皆岁气也。人气应之以生长收藏，即天和也。"[2]可见王冰、景岳都是从天人相应角度来认识"天和"的，今人多从其说。笔者以为，这种理解似乎犹有未尽之义，其既未讲清此处之"天"为何物，亦未说明"天和"为何义。笔者愚见，据上下文语境，此处之"天"当为本文天人部分所论"天"之第二种含义，即自然状态。前文讲"大毒治病"如何，"食养尽之"又如何，并告诫说"无使过之，伤其正也"。接着就讲"必先岁气，无伐天和，无盛盛，无虚虚，而遗人天殃；无致邪，无失正，绝人长命。""无伐天和"显然是指疾病的调养与治疗中既要重视天地运气，又要注意不要克伐损害人身之自然生化状态，以免使邪气愈盛、正气愈虚。故"天和"者，人身自然气化之和也。"无伐天和"者，顺应天地运气与人身自然气化而治也。

在疾病的调养与治疗中，如何做到"无伐天和"？《素问·五常政大论》提出了"化不可代，时不可违"的操作指导。所谓"化"——

① 唐·王冰.黄帝内经素问.北京：人民卫生出版社，1978.
② 明·张介宾.张景岳医学全书.北京：中国中医药出版社，1999.

天地自然之造化，具体而言就是一年、一月、一日人身阴阳气血运行变化规律。这种"化"与"时"（时令）密切相关（"化"与"时"既是天地自然变化运行的结果，又是天地自然变化运行的表现）。《素问·五常政大论》认为，对于疾病的调养与治疗，自然之"化"不可替代，运气之变不可违背。药物用来祛除疾病，饮食用来调养人身（药以祛之，食以随之），但治疗与调养均应注意"度"的问题，勿使太过，以防伤正（大毒治病，十去其六；常毒治病，十去其七；小毒治病，十去其八；无毒治病，十去其九。谷肉果菜，食养尽之。无使过之，伤其正也）。调养与治疗中要特别重视天地与人身之自然气化过程，要调和养护这个过程，而不要违逆扰乱这个过程（无代化，无违时，必养必和，待其来复……静以待时，谨守其气，无使倾移），如是则形体渐趋盛壮，生气慢慢生长，疾病易于康复（其形乃彰，生气以长，命曰圣王）。

关于"无伐天和"的治则，《内经》其他篇章还有一些实施措施，如对于六气司天所生之疾的调治，《素问·六元正纪大论》提出，视运气之盛衰，食岁谷以全其真，食间谷以去其邪，并以药物酸、苦、甘、辛、咸等五味以调养治疗之；对于水病的治疗，《素问·水热穴论》指出"春取络脉分肉……夏取盛经分腠……秋取经俞……冬取井荥"等。

二、标本和

《素问·汤液醪醴论》曰："病为本，工为标，标本不得，邪气不服。""病为本，工为标"，指在疾病的治疗中，医生及医生的治疗措施是"标"，病人及病人的身心状态是"本"。标本不能相应（标本不得），则邪气难以消散；反之，"标本相得"则邪气易于消散、疾病易于康复，"标本相得"即"标本和"。

《内经》"病为本，工为标"的医疗关系认识告诉我们：病是人的病，病人才是医疗活动的中心。临证中，医者的任何治疗措施归根结底要落实到病人身上，疗效的好坏最终也要体现在病人的身上。当患者身心状态较好、医者治疗措施正确、医患关系和谐融洽、医患互动良好时，治疗效果往往也会较好；反之，疗效就会打折扣，甚至不起效。从医学伦理学角度看，"病为本，工为标""标本和"的医疗关系认识与规范是《内经》以病人为中心治疗艺术的体现。

反观当今，著者以为，当前医患矛盾突出的现状正与对"病为本，工为标"这种正确医疗关系认识的背离有关。在当前医疗关系中，患者将全部救疗的希望都寄托于医院和医生，而医院和医生则将更新、更高的技术看成取得满意疗效、并获取自身经济效益的手段，从而建立起一种以"医院（医生）—技术"为中心的医疗关系。生命活动的复杂性又使患者的救疗期望往往很难全部实现，但经济利益的付出却远远超出了预期，医疗关系认识的错位最终带来了医患矛盾的激化。显然，《内经》"标本和"的治疗艺术对纠正当前这种医疗关系认识的错位与缓和医患矛盾具有重要的指导价值。

（田永衍）

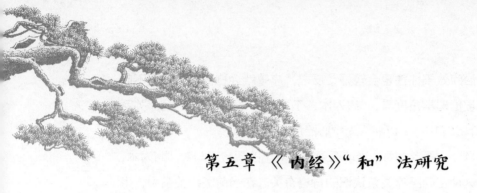

第五章 《内经》"和"法研究

《内经》既是一部理论性巨著，是中医学基本理论的奠基之作，也是一部临床性巨著，是先秦两汉实际医疗经验的汇总。金元四大家之一的张子和曾言《内经》是一部治病的法书。《内经》"和法"是其"和"思想在临床治疗中的具体体现和运用。笔者认为，《内经》"和法"具有以下特性：一是调和两者或两者以上关联因素之间的失衡；二是研究本体在于人，但充分考虑到人与自然、人与社会、人与人之间的关系；三是治疗手段多样化，涉及针刺、药物、饮食、情志等，但以针刺治疗为主。《内经》"和"法主要包括"和天人之法""和阴阳之法""和脏腑之法""和气血之法""和营卫之法""和情志之法"等六个方面。

先秦两汉『和』思想与《内经》理论建构

第一节　和天人之法

和天人之法是根据天人相应理论，在诊疗疾病时重视天地自然对人体的影响，根据时间气候、空间地理等不同因素，采取差异化的治疗手段及方法。从时间层面来讲，主要体现为"因时制宜"，包括按春夏秋冬四时变化而运用的四时刺法，按一月之中月相盈亏变化而运用的月相刺法，按一日之中人气流注变化而运用的时辰刺法等；从空间层面来看，主要体现为"因地制宜"，即按五方之地域、气候、物产、饮食各不相同，运用不同治法。此外，还有时空复合背景下，按天地运气变化而运用的针刺及饮食用药选择。

一、和天时之法

一岁之内，四时轮回，朔望变化，晨昏交替，自然界无时无刻不在发生着变化，治疗疾病时必然要考虑到时间因素对人体以及疾病的影响。《素问·八正神明论》云："凡刺之法，必候日月、星辰、四时、八正之气，气定乃刺之。"《灵枢·官能》云："用针之服，必有法则，上视天光，下司八正，以避奇邪。"说明医生治病需明天时，并据此而论治。

1. 四时和法

（1）针刺法

《内经》中关于四时针刺法的论述共有六处，详细列表如下（表2）：

表 2　四时针刺法

	春	夏	长夏	秋	冬
素问·诊要经终论	春刺散俞及与分理	夏刺络俞		秋刺皮肤循理	冬刺俞窍与分理
素问·水热穴论	春取络脉、分肉间	夏取盛经、分腠		秋取俞合	冬取井荥
灵枢·本输	春刺诸络诸荥、大经分肉	夏取诸俞孙络肌肉皮肤之上		秋取诸合	冬取诸井诸俞之分
灵枢·四时气	春取经、血脉、分肉之间	夏取盛经孙络，取分间绝皮肤		秋取经腧，邪在腑，取之合	冬取井荥
灵枢·寒热病	春取络脉	夏取分腠		秋取气口	冬取经腧
灵枢·顺气一日分为四时	春刺荥	夏刺输	长夏刺经	秋刺合	冬刺井

总体来看，四时针刺法在《内经》中的应用主要体现在两个方面：

一是四时深浅针刺法，即根据四时气血所处机体深浅部位的不同而采用深浅不同的针刺法为基本原则的治疗方法。二是四时五输针刺法，即以五输穴分配四时，并进行相应选穴针刺方法。

四时深浅针刺法。《素问·四时刺逆从论》："春，气在经脉；夏，气在孙络；长夏，气在肌肉；秋，气在皮肤；冬，气在骨髓中……是故邪气者，常随四时之气血而入客也。至其变化，不可为度。然必从其经气辟除其邪，除其邪则乱气不生。"冬季，人气深入骨髓；春季，人气浮出经脉；夏季，人气再浮而处络脉；长夏，气在肌肉；秋季，人气再浮而在皮肤。人气由里出表，由表及里，循环往复。患病之时邪气亦客于气之所在，因此要祛除邪气，就必须针刺人气所在之深浅部位。《素问·诊要经终论》亦有类似之论述，其曰："春刺散俞，及与分理……夏刺络俞……秋刺皮肤，循理……冬刺俞窍于分理，甚者直下，间者散下。春夏秋冬，各有所刺，法其所在。"《灵枢》中还有一种四季始终，人气由表及里，层层深入的认识。《灵枢·终始》："春气在毫毛，夏气在皮肤，秋气在分肉，冬气在筋骨。刺此病者，各以其时为齐。"要之，《内经》认为针刺的根本在于调气，四时变化，人气所留之深浅各异，而针刺之时亦应探寻人气之所在而随之深浅有别。

四时五输针刺法，包括以五输穴分配四时而按时针刺相应穴位的方法和将四时五输与深浅部位相结合的针刺方法。

五输穴是井、荥、输、经、合五个特定穴的简称。《灵枢·九针十二原》："所出为井，所溜为荥，所注为输，所行为经，所入为合。二十七气所行，皆在五腧也。"《内经》的作者借以自然界的水流由小到大，由浅入深的动态变化来形容经气运行过程，把五输穴按井、荥、输、经、合的顺序，从四肢末端向肘、膝方向依次排列分布。井为水之源头；荥为井水初流，小水也；输为水势已成，其象犹如瀑布倾泻而下注于深潭；经为大水畅行河道之象；合为百川汇流入海之势。

五输穴分配四时。《灵枢·顺气一日分为四时》云："藏主冬，冬刺井。色主春，春刺荥。时主夏，夏刺输。音主长夏，长夏刺经。味主秋，秋刺合。是谓五变，以主五输。"此外《灵枢·本输》亦有云：

"春取络脉诸荥，大经分肉之间。甚者深取之，间者浅取之。夏取诸俞孙络，肌肉皮肤之上。秋取诸合，余如春法。冬取诸井诸输之分，欲深而留之。"表明应依据四时不同而选用五输穴，但二者不同处在于前者在四时的基础上加入长夏以对应五输穴之经穴，而后者只言四时配五输之四输，余出来的经穴却未言何用。此外，需要指出的是上述两条经文所论四时选用五输穴并未按照阴经五输穴的五行属性与四时的五行属性相对应而选穴，而是错位对应，选取四时五行所属之子行对应。例如：冬属水，选刺井，而井属木；春属木，选刺荥，而荥属火；余皆依此类推。对于此后世医家见解不一，归纳起来主要可分为两类：一是以通行经气立论，从动态的视野审视四时的交替与人体气血的循环往复，隔穴针刺有助于引发留滞之经气运行。正如清·叶霖于《难经正义》中所言："盖以五脏之气，应有五时之变，而取五俞，各有所主，刺隔一穴者，皆从子穴以透发母气也。一言刺之正，一言刺之变，所以不同也。"[1] 二是以未病先防立论，病虽发于母行，但病势传变需防范其母病及子，故先安未受邪之地，如《素问·水热穴论》所云："冬取井荥，春不鼽衄。"即于冬刺灸井荥，意在顾护人体阳气，至春来害生之时，能够强身固表，不为病邪所伤。

五输穴与部位深浅结合的四时刺法。如前言《灵枢·本输》之所云"春取络脉诸荥，大经分肉之间。甚者深取之，间者浅取之"等。此外，《灵枢·四时气》还有如下记载："夫四时之气，各不同形，百病之起，皆有所生，灸刺之道，何者为定……四时之气，各有所在，灸刺之道，得气穴为定。故春取经、血脉、分肉之间，甚者深刺之，间者浅刺之。夏取盛经孙络，取分间，绝皮肤。秋取经腧，邪在腑，取之合。冬取井荥，必深以留之。"《素问·水热穴论》对为何如此取穴的原因做了解释，其曰："帝曰：春取络脉分肉，何也？岐伯曰：春者，木始治，肝气始生。肝气急，其风疾，经脉常深，其气少不能深入，故取络脉分肉间。帝曰：夏取盛经分腠，何也？岐伯曰：夏者，火始

---

① 清·叶霖.难经正义.上海：上海科学技术出版社，1981.

治，心气始长。脉瘦气弱，阳气留溢，热熏分腠，内至于经，故取盛经、分腠。绝肤而病去者，邪居浅也。所谓盛经者，阳脉也。帝曰：秋取经俞，何也？岐伯曰：秋者，金始治，肺将收杀，金将胜火，阳气在合，阴气初胜，湿气及体，阴气未盛，未能深入，故取俞以泻阴邪，取合以虚阳邪。阳气始衰，故取于合。帝曰：冬取井荥，何也？岐伯曰：冬者，水始治，肾方闭，阳气衰少，阴气坚盛，巨阳伏沉，阳脉乃去，故取井以下阴逆，取荥以实阳气。"要之，四时变迁、寒暑易节，究其根本在于五运的推移。春夏秋冬五运各有所治，本节从季节气候改变与季节生理改变两方面论述四时的取穴方法。春季木运主治万物，肝气方显生发之义，但其势尚弱而伏藏于里，春季多风且速疾，多伤人皮毛，故浅刺而能祛邪，深入则必伤羸弱之肝气。夏季火运主治万物而心气始生，阳热之邪气常流溢于皮肤且可内达于经脉，故当浅刺皮肤及肌表伏显的阳脉。秋季金运主治万物，阳气始衰而流入合穴，阴气则渐盛，湿气侵袭却因阴气之势未盛而不能随之入里，此时当刺输穴以泻阴邪（湿气），刺合穴以鼓动阳气外出以抵退阴邪。冬季水运主治万物，肾气闭藏，阳气衰败而阴寒之气极盛（此时节易多患寒邪侵袭之症），针刺之时当选取井穴以泻阴气（太过之阴邪），取荥穴以补阳气（不足之阳气）。

需要指出的是，虽然上述论述均是在"天人相应"理论指导下，依据四时气候与人体所产生的不同变化而选取不同针刺穴位，但彼此间所说均有出入，这正是体现了《内经》多元思想融合的特点。

（2）药食治法

《内经》四时用药理论体系主要表现在两个方面：一是以"春夏养阳，秋冬养阴"理论为指导的顺时性用药；二是以"用寒远寒，用热远热"理论为指导的逆时性用药。

《素问·四气调神大论》有云："夫四时阴阳者，万物之根本也。所以圣人春夏养阳，秋冬养阴，以从其根，故与万物沉浮于生长之门。"春夏之季，气候温热，自然界以阳气为主导，久病阳虚之人宜在此时节添补阳气，此时补阳与自然界阳气生发之势相顺，得以自然之力相助，其效倍增。秋冬之时，气候寒凉，自然界以阴气为主导，久病阴虚之人宜在此季节补益阴气（阴经），得以自然之力相助，事半而功倍。明代医家李时珍在《本草纲目·四时用药例》言"春夏养阳，秋冬养阴"理论的基础上，对于四时用药进行了具体的划分论述，其云："春月宜加辛温之药，薄荷、荆芥之类，以顺春升之气；夏月宜加辛热之药，香薷、生姜之类，以顺夏浮之气；秋月宜加酸凉之药，芍药、乌梅之类，以顺秋降之气；冬月宜加苦寒之药，黄芩、知母之类，以顺冬沉之气。"[1] 此外，当代中医临床上大量应用推广的"冬病夏治之三伏贴"亦是依据"春夏养阳，秋冬养阴"的理论为指导演变而来，此处"冬病"包含两层意思：一是受冬季寒邪侵袭易患之病；二是与冬季时令特点相应之虚寒性疾病。两者的共同之处是病势轻重变化有明显的季节性变化特点，常在冬季加重，而至夏季有所缓和。基于此，常选取夏季伏天进行穴位贴敷治疗，常获奇效。三伏天为一年之中最热的时间，《汉书·郊祀志》注云："伏者，谓阴气将起，迫于残阳而未得升，故为藏伏，因名伏日。"此时自然界与人体的阳气均处于极盛的状态，而与此对应的是自然界阴气与人体的阴邪均处于极弱的状态，故弱我强之时正是退敌之时。

如果说"春夏养阳，秋冬养阴"是主动性的趋附于自然环境变化，以得其助。那么"用寒远寒，用热远热"则是被动性的遵循自然环境变化，以防其害。《素问·六元正纪大论》云："用寒远寒，用凉远凉，用温远温，用热远热。食宜同法。""司气以热，用热无犯。司气以寒，用寒无犯。司气以凉，用凉无犯。司气以温，用温无犯。"张介宾注："远，避也。言用寒药者当远岁气之寒，用凉药者当远岁气之凉，温热者亦然。凡饮食居处之宜，皆所同法，而岁气当查也。"[2] 笔者认为，张氏之见解尚有未尽之义，此处"远"当作为"慎"字解读较为适宜，以夏冬二季为例，夏日酷热当慎用热性药，以防热气相临而伤阴，但若适逢阴寒之病亦不可不用之；冬日严寒当慎用寒性药，以防寒气相

---

[1] 明·李时珍著；刘恒如，刘山水新校注.本草纲目.北京：华夏出版社，2013.
[2] 明·张介宾.类经.北京：中华书局，2016.

临而伤阳，但若适逢阳热之病亦不可不用之。春秋二季亦当循此。总而言之，药物四气（寒热温凉）生化于天地，与四时（春夏秋冬）相合，而临床选用药物四气之性亦当考虑到四时气候对于药物四气的影响，即两气相临有叠加之效，故当辨证审时，适选其量，谨慎而调和之。此理论对后世方剂学及药物炮制学发展产生了深远影响，宋代医家朱肱在《类证活人书》中有云："自春末及夏至以前，桂枝证可加黄芩半两，阳旦汤是也（杂百十六）。夏至后有桂枝证，可加知母一两，石膏二两，或加升麻半两。若病患素虚寒者，正用古方，不在加减也（岐伯所谓同病异治者此也。大抵用温药当避春，用热药当避夏。《素问》所谓用温远温，用热远热者也）。"[1]朱氏将"用热远热"理论运用于药物的组方之中，依据夏至为节点阐述桂枝汤的加减应用。清代医家冯兆张于《冯氏锦囊秘录·杂症痘疹药性主治合参》有云："黄连，禀天地清寒之气以生，故气味苦寒而无毒。味浓于气，味苦而浓，阴也。宜其下泄，欲使上行，须加引导。有用酒拌炒，有用姜汁拌炒，有同吴茱萸拌蒸，皆因苦寒太过，用此炒制少减其性，古人用寒远寒之深意也。"[2]冯氏在《内经》原有理论基础上对其进行扩展发挥，将其作为药物炮制的理论指导，阐述了佐制黄连寒凉之性的炮制方法。

2. 月相和法

"人与天地相参，与日月相应"是《内经》阐述天人关系的核心思想，其认为人体的生命活动受到天地自然、日月星相的影响。伴随着月相盈亏的周期性变化，人体之气血同样出现了盛衰交替的节律性改变。《灵枢·岁露》云："月满则海水西盛，人血气积……月郭空，则海水东盛，人气血虚。"《素问·八正神明论》亦有云："月始生，则血气始精，卫气始行。月郭满，则血气实，肌肉坚。月郭空，则肌肉减，经络虚，卫气去，形独居。"表明月相变化对人体气血的影响。

月相是由上所观看到的不同时间之月光形态。月球环绕地球公转时，地球、月球、太阳之相对位置不断地进行规律性的变动，使观察

---

① 宋·朱肱著；唐迎雪，张成博等点校.类证活人书.天津：天津科学技术出版社，2012.
② 清·冯兆张.冯氏锦囊秘录.北京：中国中医药出版社，1998.

者以不同角度看到月球被太阳照明之部分，造成月相盈亏圆缺之变化。伴随着月相变化，天体之间所产生着不同的引力与磁场改变，自然界也相应地出现不同的变化，例如海水的潮汐，基于"天人相应"理论，其必然也影响着人体的生理、病理以及疾病的治疗。瑞士巴塞尔大学生物学家卡约成分析了一份有关3年的睡眠实验数据，发现月圆的前几天，人们比较不容易入睡，睡眠较浅，睡眠时间也比较短，就算看不到月亮也一样。美国佐治亚州立大学的科研人员已经证实月相的周期性改变对于人类的饮食习惯会产生极大的影响，在满月和新月时期，人类的饮食摄入量有所增加但酒精类相关产品的消费却明显减少。综上所述，月相的变化对于人体产生的影响已经成为疾病诊疗不可忽略的重要因素。

　　重视依据月相变化而选取不同的治疗措施是《内经》"和天人之法"重要的组成部分，主要可分为两个方面：一是在月相的朔望周期中依据上弦月、满月、下弦月三个典型的月相变化而采取补、泻、禁刺三种不同的治疗措施。《素问·八正神明论》："月生无泻，月满无补，月郭空无治。是谓得时而调之。因天之序，盛虚之时，移光定位，正立而待之。故曰：月生而泻，是谓减虚。月满而补，血气扬溢，络有留血，命曰重实。月郭空而治，是谓乱经，阴阳相错，真邪不别，沈以留止，外虚内乱，淫邪乃起。"月生（上弦月）之时，气血渐复，但尤未充盛，不可运用泻法，用之则致脏虚（虚上加虚）。月满（满月）之时，气血充盈，不可运用补法，用之则致重实（实上加实）。月郭空（下弦月）之时，气血已衰减，不可使用针刺，用之则致乱经。笔者按：虽然月生之时与月郭空之时气血均较匮乏，但月生之时气血是由衰转盛，而月郭空之时气血是由盛转衰。由此而论，二者相比较而言，前者之气血应多于后者。此外，月生之际虽不可运用针刺之泻法，但尤可运用针刺之补法，其关键在于顺势而为之。而月郭空之际，气血已衰，定局已成，泻虽不可，补亦无功。二是依据"月之死生"选择针刺的频数。即一月之内自初一至十五为"生月"之时，人体气血随之渐旺，针刺的频数亦随之逐渐增加，初一刺一次，初二则增至两次，依次类推，至于十五月圆之时则刺十五次，此时气血最盛针刺的频数亦属之最多。自十六日至月末为"月死"之时，人体气血随之渐衰，针刺的频数亦随之逐渐减少，十六日刺十四次，十七日则减之十三次，依次递减。《素问·缪刺论》："邪客于臂掌之间，不可得屈。刺其踝后。先以指按之痛，乃刺之。以月死生为数，月生一日一痏，二日二痏，十五日十五痏，十六日十四痏……凡痹往来、行无常处者，在分肉间痛而刺之，以月死生为数。用针者随气盛衰以为痏数，针过其日数则脱气，不及日数则气不泻。左刺右，右刺左。病已，止。不已，复刺之如法。月生一日一痏，二日二痏，渐多之。十五日十五痏，十六日十四痏，渐少之。"笔者按：虽然本节是论述月相变化与针刺补泻的相关理论内容，但鉴于针刺治疗与药物（中药）治疗其理相融，故亦适用于在药物治疗中的指导运用。

3. 时辰和法

时辰和法是按一日之中人气流注变化，根据不同时辰，针刺相应人气流注之处的一种治法。

《灵枢·营卫生会》曰："卫气行于阴二十五度，行于阳二十五度，分为昼夜，故气至阳而起，至阴而止。故曰日中而阳陇为重阳，夜半而阴陇为重阴，故太阴主内，太阳主外，各行二十五度分为昼夜。夜半为阴陇，夜半后而为阴衰，平旦阴尽而阳受气矣。日中而阳陇，日西而阳衰，日入阳尽而阴受气矣。夜半而大会，万民皆卧，命曰合阴。平旦阴尽而阳受气，如是无已，与天地同纪。"一日之内，卫气循环往复，周流不息。其流注于各个经脉脏腑皆有固定的时间顺序。生理状态下，人身之卫气昼行于阳分，夜行于阴分，昼夜循环不已，且运行之度与时间密切相关。发生疾病时，就要根据时间计算卫气运行所在的部位，并针刺其处以补虚泻实。《灵枢·卫气行》："黄帝曰：卫气之在于身也，上下往来不以期，候气而刺之奈何？伯高曰：分有多少，日有长短，春秋冬夏，各有分理，然后常以平旦为纪，以夜尽为始。是故一日一夜，水下百刻，二十五刻者，半日之度也，常如是毋已，日入而止，随日之长短，各以为纪而刺之。谨候其时，病可与期，失时反候者，百病不治……水下一刻，人气在太阳；水下二刻，人气在少阳；水下三刻，人气在阳明。水下四刻，人气在阴分……是故日行一舍，人气行三阳与阴分，常如是无已，天与地同纪，纷纷盼盼，终而复始，一日一夜，水下百刻而尽矣。"以铜壶滴水一百刻为一天计时，卫气白昼在阳分运行，夜间在阴分运行，昼夜各行五十刻。四季昼夜长短不一，故当以日出为准。第一刻行于手足太阳经，第二刻行至手足少阳经，第三刻行至手足阳明经，第四刻行至于足少阴经，第五刻又行于手足太阳经，完成卫气在阳分一周的运行，如此环流不息，到了日落之时，卫气由阳分进入阴分，由足少阴经运行到肾脏，然后由肾脏运行至心脏，继而由心脏运行至肺脏，随之由肺脏运行至肝脏，最后有肝脏运行至脾脏，再由脾脏运行至肾脏，完成卫气在阴分一周的运行，循环往复，待日出复归于阳分。总的来说，卫气白天运行于三阳经与足少阴经，夜晚运行与五脏。可见，卫气的运行有其固定的时间节律性，当卫气行至病变脏腑或经络之时是其气最为充盛的时刻，此时针刺该经或该脏之俞穴能够激发其旺盛之气血以奋起祛邪。据于此理，《内经》指出补泻之时应选择"气开之时"，可增强治疗的效果。《素问·针解》："补泻之时者，与气开阖相合也。"王冰注："气当时刻为之开，已过未至谓之阖。"① 笔者按：《内经》遵循卫气运行的节律性进而针刺的理论是后世"灵龟八法"及"子午流注"理论体系形成的基石。

二、和地气之法

我国幅员辽阔，疆域宽广，地质地貌复杂，自然气候差异较大，自国境之西的青藏高原到东部沿海，其垂直落差达 5000 余米；自国境之北的大兴安岭至南海之滨横跨五个积温带。这种复杂多样化的地理气候环境，对于人体的生理与病理均产生着不同的影响。现代环境地质学研究亦表明，在地质历史的发展过程中，逐渐形成了地壳表面元

---

① 唐·王冰.重广补注黄帝内经素问.北京：中医古籍出版社，2015.

素分布的不均一性，这种不均一性影响和控制着各地区人类的发育，形成了人类明显的地区性差异①。使得某些疾病带有明显的地区性特点，如大骨节病（主要发生于山区和半山区，平原少见）、地方性克汀病（多发生于严重的地方性甲状腺肿流行区域）、克山病（主要发生在低硒地带）等。早在 2000 余年前，《内经》的编著者们便认识到——不同地区的气候、物候差异造就了民众不同的体质、饮食、嗜好等因素，故而易患疾病及治疗方法也有所差异。《素问·异法方宜论》云："医之治病也，一病而治不同，皆愈，何也？岐伯对曰：地势使然也。"明确指出治疗疾病应遵循地域差异而选择不同的治疗手段。张介宾注："地势不同，则气习有异，故治法亦随之而不一也。"正如谢观在《中国医学源流论》中所言："地方病者，限于一方水土之病，而有一方治疗之法，不尽通行于各地者也，《素问·异法方宜论》中早计及之。吾国地大物博，跨有寒、温、热三带，面积之广，等于欧洲。是以水土气候，人民体质，各地不同，而全国医家之用药，遂亦各适其宜，而多殊异。"②

1. 方位和法

《内经》将"天下"分为东、南、西、北、中五个地域方位，分别使用五种治疗手段与之相应，即砭石、毒药、灸焫、微针、导引按跷。

东方与春季相合，作为天地始生之处，临海而多水，盛产鱼盐。《素问·异法方宜论》云："故东方之域，天地之所始生也，鱼盐之地，海滨傍水。其民食鱼而嗜咸，皆安其处，美其食。"鱼盐其味皆咸，咸为水，血为火，过食则伤血。而鱼性温热，血热互结变为痈疡。吴昆注："鱼性温，食之令人热中而发疮疡。"③故云："其民皆黑色疏理。其病皆为痈疡，其治宜砭石。"待疮疡脓液已成，用砭石透刺以排脓，促使机体康复，此处所言砭石意指用玉石所制的针具。

西方与秋季相合，天地之气所收引之处，飞沙走石，地势居高而

① 马月香.《内经》因地制宜理论内涵探讨.中医药信息，2010（4）：3-4.
② 谢观.中国医学源流论.福州：福建科学技术出版社，2015.
③ 明·吴昆著，孙国中点校.黄帝内经素问吴注.北京：北京学苑出版社，2003.

多风。然畜牧业繁盛，百姓多以肉食为主，身体强壮，脂肪肥厚，肌腠刚强不易感受外邪，患病多生于内。《素问·异法方宜论》云："西方者，金玉之域，沙石之处，天地之所收引也。其民陵居而多风，水土刚强，其民不衣而褐荐，其民华食而脂肥，故邪不能伤其形体，其病生于内，其治宜毒药。故毒药者，亦从西方来。"王冰注："内，谓喜怒悲忧恐及饮食男女之过甚也。"① 此指情志内伤，五味偏嗜与房劳过度。针灸按导非其宜也，所常采取药物治疗。

北方与冬季相合，天地之气所闭藏之处，气候寒冷而多风，其民多以游牧为主，居无定所，饮食多以乳食为主。乳食性寒，食多而致脏寒，引发胀满之病。《素问·异法方宜论》云："北方者，天地所闭藏之域也。其地高陵居，风寒冰冽。其民乐野处而乳食，藏寒生满病，其治宜灸焫。故灸焫者，亦从北方来。"张介宾注："地气寒，乳性亦寒，故令人脏寒。脏寒多滞，故生胀满等病。"② 寒性凝滞，导致脏腑气机运行受阻而发胀满。治宜选用温热之法，温化寒邪，以复脏运，故采用性炎热的灸焫之法。

南方与夏季相应，为万物所长养之处，阳气最盛，雾露居多，百姓多偏嗜酸味与腐败（腌制品）的食物，酸性收敛，故其民致理紧凑，患病多生挛、痹。其治宜针刺。《素问·异法方宜论》云："南方者，天地所长养，阳之所盛处也。其地下，水土弱，雾露之所聚也。其民嗜酸而食胕，故其民皆致理而赤色，其病挛痹，其治宜微针，故九针者亦从南方来。"

中央之地，地势平坦而湿，物种繁盛，百姓劳动较少，但饮食种类较多，其民多患痿厥寒热，其治疗多采用导引按跷。《素问·异法方宜论》云："中央者，其地平以湿，天地所以生万物也众。其民食杂而不劳，故其病多痿厥寒热。其治宜导引按跷，故导引按跷者亦从中央出也。"

---

① 唐·王冰. 重广补注黄帝内经素问. 北京：中医古籍出版社，2015.
② 明·张介宾. 类经. 北京：中华书局，2016.

2. 地势和法

地势之差异在于海拔高低之不同，《内经》认为"高者气寒，低者气热"是海拔高低气候表现不同的基本特征，亦是治疗疾病时应当重视的重要因素。《素问·五常政大论》云："帝曰：天不足西北，左寒而右凉。地不满东南，右热而左温。其故何也？岐伯曰：阴阳之气，高下之理，太少之异也。东南方，阳也。阳者，其精降于下，故右热而左温。西北方，阴也。阴者其精奉于上，故左寒而右凉。是以地有高下，气有温凉，高者气寒，下者气热。故适寒凉者胀之，温热者疮，下之则胀已，汗之则疮已，此腠理开闭之常，太少之异耳……治之奈何？岐伯曰：西北之气散而寒之，东南之气收而温之，所谓同病异治也。故曰：气寒气凉，治以寒凉，行水渍之；气温气热，治以温热，强其内守。必同其气，可使平也，假者反之。"本段表明地势（海拔）之高低不同，阴阳多少、气候寒热亦有所不同，中原之地势西北高而东南低，故西北属阴气候寒凉，而东南属阳气候温热。这种明显的气候差异性在疾病治疗中是需要给予重视的，由于地势高之西北方气候寒凉，为了抵御寒邪侵袭，西北之人常食肥厚辛辣之品，日久而易于导致内热，而治疗疾病之时常选用寒凉药物以清除内热，此所谓"气寒气凉，治以寒凉"。而地势低之东南方气候炎热，为了佐治炎热气候侵袭人体，东南之人常食生冷、性寒凉之物，日久而易于导致内寒，而治疗疾病之时常选用温热之性药物以祛除内寒，此所谓"气温气热，治以温热"。又，清代医家邹澍于《本经疏证》一书中指出："夫气寒气凉，治以寒凉，行水渍之，此《五常政大论》文也。注家谓热汤浸渍，则寒凉之物能治寒凉，试检《伤寒论》诸用豆豉汤，皆不以生水煮，甚者枳实栀子豉汤先空煮清浆水，更入枳实、栀子，再下豉，仅须五六沸，即已成汤。如《金匮要略》栀子大黄汤，以治阳而非治阴，遂入药不分先后，是其秉经训何如严耶！又如瓜蒂散证，在太阳曰胸有寒，在少阴曰手足寒、脉弦迟，在厥阴曰手足厥冷、脉紧，更明明为寒，非如诸栀子豉汤证之并未言寒也，而瓜蒂苦寒，豆豉又苦寒，亦以热汤下豉煮汁，和瓜蒂、赤小豆末服，正与以寒治寒之旨相符，其证为邪与痰饮，因阴阳相搏而结于胸中，断可识矣。"① 邹氏列举仲景豆豉汤诸方，以去性存用立论，阐述仲景"以寒治寒"之义，是对《内经》原旨的扩展发挥。

三、和天地运气之法

天地运气即五运六气，"运"指木、火、土、金、水五个阶段的相互推移；"气"指风、火、热、湿、燥、寒六种气候的转变。"运气"是中医学以阴阳五行、天文、历法等理论为依据，推测运气变化，用于阐述气候、物候与疾病关系的一门学说。《内经》关于"运气"的论述主要分布于《素问·天元纪大论》《素问·五运行大论》《素问·六微旨大论》《素问·气交变大论》《素问·五常政大论》《素问·六元正纪大论》《素问·至真要大论》等七篇之中，综合其文字数目约占《素问》之三分之一有余，是《内经》重要的论述内容，亦是中医学"天人相应理论"与"整体恒动观"的具体体现。

运气的推算分为推"运"和推"气"两个方面。运包括中运、主运、客运："中运"即主司一岁之运，又称之为"大运"；"主运"是分别主持五季（春、夏、长夏、秋、冬）之运，其规律是恒定不变的；"客运"是相对于主运而言，以当岁之中运为初运依次类推所得。气包括主气、客气、客加主临：主气是分别主司六节（以一年划分六节，每节 60.875 天）之气；客气亦是相对于主气而言，以年支推算司天之气，继而推演在泉之气、司天左右间气、在泉左右间气，分列为六客气，与主气相对应。客加主临是六节之内主客气对应相加，以五行生克制化理论推导每节气候变化是否正常。运气学说对人体健康的指导作用主要体现在两个方面：一是疾病的预防，即推测运气变化的状况，用以预防疾病的发生以及疾病的复发；二是疾病的治疗，即推导疾病发生之时运气的变化状况，指导临床治疗。本节主要讨论的内容是运气在疾病治疗中的应用。

---

① 邹澍著，武国忠点校. 本经疏证. 海口：海南出版社，2009.

《内经》认为，尽管五运、六气以及运气之间有很多复杂的变化组合，但确存在着共性的规律，只要我们能够掌握并运用这些规律以指导用药（饮食），便能够调整其不和（失衡）的状态。正所谓"天道可见，民气可调"。

1. 三气相临药食所宜

三气相临即根据司天、在泉、中运三气相合，在《素问·六元正纪大论》中以干支次序列表概述了一甲子周期六十年中每一年的气候特征、药食所宜。与此同时详细附注了每一年岁运之常数（基本原则为岁运岁气不及以生数表示，岁运岁气太过之年以成数表示），其意义在于对于复杂的气候及物候变化代以简单的数字进行表示，促使运气的推演与应用更加便捷。以丙寅、丙申岁为例，经云："丙寅丙申岁，上少阳相火，中太羽水运，下厥阴木。火化二，寒化六，风化三，所谓正化日也。其化上咸寒，中咸温，下辛温，所谓药食宜也。"丙寅、丙申之年，司天之气少阳相火，中运为水运太过，在泉之气为厥阴风木。火化二——就丙寅、丙申年司天之气而言，火之常数为"二"（丙寅、丙申年为少阳相火司天，则气候炎热，万物之生化受其炎热之气而影响，"二"为火之生数）。水化六——就丙寅、丙申年岁运而言，水之常数为"六"（丙寅、丙申年为水运太过之年，水主寒，万物之生化受寒冷之气影响而停滞，岁运本为水运太过，气候寒冷，加之主气太阳寒水的影响，呈现为气候极寒之象，故在此用成数而不用生数表示，"六"为水之成数）。风化三——就丙寅、丙申年在泉之气而言，风之常数为"三"（丙寅、丙申年在泉之气为厥阴风木，气候应偏温和，万物之生化受风气影响，但受到中运水运太过之影响，气候变化则趋于平和）。药食性味方面与其对应的是：司天之气为少阳相火，气候炎热，故上半年用药宜咸寒，咸能泻热，寒可降火。在泉之气为厥阴风木，但受岁运水运太过之影响，二者相抵，但考虑下半年气候之常本寒凉，加之受在泉之气影响而多风，故下半年用药宜辛温，辛可散风，温能散寒。中运为水运太过，全年气候表现寒冷，寒冷之气易伤肾，故全年用药宜咸温，咸能入肾补肾，温能散寒祛寒。

《素问·六元正纪大论》："甲子甲午岁，上少阴火，中太宫土运，下阳明金。热化二，雨化五，燥化四，所谓正化日也。其化上咸寒，中苦热，下酸热，所谓药食宜也……癸巳（同岁会）癸亥岁（同岁会）上厥阴木，中少徵火运，下少阳相火。寒化雨化胜复同，邪气化度也。灾九宫。风化八，火化二，正化度也。其化上辛凉，中咸和，下咸寒，药食宜也。"此处仅列举六十甲子之一岁以说明，余者以此类推。详细内容见表3：

表3　司天中运在泉药食所宜表

年岁		司天	中运	在泉	气化			药食所宜		
					司天	中运	在泉	司天	中运	在泉
甲子	甲午	少阴君火	土运太过	阳明燥金	热化	雨化	燥化	咸寒	苦寒	酸热
乙丑	乙未	太阴湿土	金运不及	太阳寒水	湿化	清化	寒化	苦热	酸和	甘热
丙寅	丙申	少阳相火	水运太过	厥阴风木	火化	寒化	风化	咸寒	咸温	辛温
丁卯	丁酉	阳明燥金	木运不及	少阴君火	燥化	风化	热化	苦小温	辛和	咸寒
戊辰	戊戌	太阳寒水	火运太过	太阴湿土	寒化	热化	湿化	苦温	甘和	甘温
己巳	己亥	厥阴风木	土运不及	少阳相火	风化	湿化	火化	辛凉	甘和	咸寒
庚午	庚子	少阴君火	金运太过	阳明燥金	热化	清化	燥化	咸寒	辛温	酸温
辛未	辛丑	太阴湿土	水运不及	太阳寒水	雨化	寒化	寒化	苦热	苦和	苦热
壬申	壬寅	少阳相火	木运太过	厥阴风木	火化	风化	风化	咸寒	酸和	辛凉
癸酉	癸卯	阳明燥金	火运不及	少阴君火	燥化	热化	热化	苦小温	咸温	咸寒
甲戌	甲辰	太阳寒水	土运太过	太阴湿土	寒化	湿化	湿化	苦热	苦温	苦温
乙亥	乙巳	厥阴风木	金运不及	少阳相火	风化	清化	火化	辛凉	酸和	咸寒
丙子	丙午	少阴君火	水运太过	阳明燥金	热化	寒化	清化	咸寒	咸热	咸温
丁丑	丁未	太阴湿土	木运不及	太阳寒水	雨化	风化	寒化	苦温	辛温	甘温
戊寅	戊申	少阳相火	火运太过	厥阴风木	火化	火化	风化	咸寒	甘和	辛凉
己卯	己酉	阳明燥金	土运不及	少阴君火	清化	雨化	热化	苦小温	甘和	咸寒
庚辰	庚戌	太阳寒水	金运太过	太阴湿土	寒化	清化	雨化	苦热	辛温	甘热
辛巳	辛亥	厥阴风木	水运不及	少阳相火	风化	寒化	火化	辛凉	苦和	咸寒

年岁		司天	中运	在泉	气化			药食所宜		
					司天	中运	在泉	司天	中运	在泉
壬午	壬子	少阴君火	木运太过	阳明燥金	热化	风化	清化	咸寒	酸凉	酸温
癸未	癸丑	太阴湿土	火运不及	太阳寒水	雨化	火化	寒化	苦温	咸温	甘热
甲申	甲寅	少阳相火	土运太过	厥阴风木	火化	雨化	风化	咸寒	咸和	辛凉
乙酉	乙卯	阳明燥金	金运不及	少阴君火	燥化	清化	热化	苦小温	苦和	咸寒
丙戌	丙辰	太阳寒水	水运太过	太阴湿土	寒化	寒化	雨化	苦热	咸温	甘热
丁亥	丁巳	厥阴风木	木运不及	少阳相火	风化	风化	火化	辛凉	辛和	咸寒
戊子	戊午	少阴君火	火运太过	阳明燥金	热化	热化	清化	咸寒	甘寒	酸温
己丑	己未	太阴湿土	土运不及	太阳寒水	雨化	雨化	寒化	苦热	甘和	甘热
庚寅	庚申	少阳相火	金运太过	厥阴风木	火化	清化	风化	咸寒	辛温	辛凉
辛卯	辛酉	阳明燥金	水运不及	少阴君火	清化	寒化	热化	苦小温	苦和	咸寒
壬辰	壬戌	太阳寒水	木运太过	太阴湿土	寒化	风化	湿化	苦温	酸和	甘温
癸巳	癸亥	厥阴风木	火运不及	少阳相火	风化	火化	火化	辛凉	咸和	咸寒

2. 司天之政药食所宜

在《素问·六元正纪大论》中以一甲子周期划分为六气司天之政，以概述每一政十年的周期性气候物候特点及药食所宜。以太阳司天之政为例，经云："太阳司天之政，气化运行先天，天气肃，地气静，寒临太虚，阳气不令，水土合德，上应辰星镇星……故岁宜苦以燥之温之，必折其郁气，先资其化源，抑其运气，扶其不胜，无使暴过而生其疾，食岁谷以全其真，避虚邪以安其正。"太阳寒水司天之十年，气候相对于季节来得要早，此所谓"太过者先天"。这十年总的气候特点是天地之气肃静而沉寂，气候相对寒冷，阳气虚弱。其中上半年气候偏寒，下半年气候偏湿。因此，人体易患寒湿性疾病，又因个人体质有异，而湿常有化热而成湿热者，故用药多用苦寒、温燥之类。苦寒以清热，温以祛寒，燥以化湿。初之气的厥阴风木与二之气的少阴君火都受到寒气郁遏，有郁必有发，此所谓"火发待时"。到了五之气阳明燥金主气之时（农历八月下旬到十月上旬），受到客气少阴君火的影响，此时郁火乃发，因此气候较热，草木生长状态活跃。人体内以往郁积的阳热之气此时得到发泄，因而感觉身体舒畅。现将其药食所宜归纳如表4：

表4　司天之政药食所宜

司天之政	药食所宜
太阳寒水	岁宜以苦，以燥，以温
阳明燥金	岁宜以咸，以苦，以辛
少阳相火	岁宜以咸，以辛，以酸
太阴湿土	岁宜以苦，以燥，以温
少阴君火	岁宜以苦，以酸
厥阴风木	岁宜以辛，以咸

3. 六气相胜药食所宜

六气相胜是指六气主时而存在的胜负之争。六气相胜，其药食治疗的关键在于佐治相胜之气。此处需要强调的是胜复之间存在着动态变化的自平衡关系，有胜则有负，负者来复，亦称之为"胜"，故称之为"相胜"。

（1）六气内淫药食所宜

"内淫"一词语出《素问·至真要大论》："天地之气，内淫而病何如。"此处天地之气，言指司天在泉之六气。"内淫而病"指外在之六气偏盛为害，淫气于内在之人体而成病。还需要指出的是，由于司天在泉之六气有风、寒、暑、湿、燥、火、热之不同，其作用于人体的致病性质亦会出现风、寒、暑、湿、燥、火、热之差异。关于"内淫而病，张介宾之注解为："淫，邪盛也，不务其德，是谓之淫。内淫者，自外而入，气淫于内言在泉之变病也。"[1]笔者认为，张氏之言尚有未尽之义，将内淫之气释为在泉之气确有其局限性，盖因司天与在泉不可

---

① 明·张介宾.类经.北京：中华书局，2016.

分割，二者之相对应固定而不变，知在泉而必晓司天。现将其药食所宜归纳如表5：

表5　六气内淫药食所宜

内淫之气	药食所宜
风	治以辛凉，佐以苦，以甘缓之，以辛散之
热	治以咸寒，佐以甘苦，以酸收之，以苦发之
湿	治以苦热，佐以酸淡，以苦燥之，以淡泄之
火	治以咸冷，佐以苦辛，以酸收之，以苦发之
燥	治以苦温，佐以甘辛，以苦下之
寒	治以甘热，佐以苦辛，以咸泻之，以辛润之，以苦坚之

（2）六气胜复药食所宜

"六气胜复"中的"胜"，指六气偏胜之时在人体病候方面的表现；"复"，指六气偏胜之时继而产生的复气。《素问·至真要大论》："胜复之动，时有常乎？气有必乎？岐伯曰：时有常位，而气无必也……初气终三气，天气主之，胜之常也，四气尽终气，地气主之，复之常也。有胜则复，无胜则否……复已而胜何为？岐伯曰：胜至则复，无常数也，衰乃止耳，复已而胜，不复则害，此伤生也。"胜与复二者之间是互为因果的辩证关系，胜是复的前提条件，复是胜的必然结果，胜复不可孤立而言之，二者相互依存，互为因果。现将其药食所宜归纳如表6、表7：

表6　六气之胜药食所宜

胜气	药食所宜
厥阴风木	治以甘清，佐以苦辛，以酸泻之
少阴君火	治以辛寒，佐以苦咸，以甘泻之
太阴湿土	治以咸热，佐以辛甘，以苦泻之
少阳相火	治以辛寒，佐以甘咸，以甘泻之
阳明燥金	治以酸温，佐以辛甘，以苦泻之
太阳寒水	治以甘热，佐以辛酸，以咸泻之

表 7　六气之复药食所宜

复气	药食所宜
厥阴风木	治以酸寒，佐以甘辛，以酸泻之，以甘缓之
少阴君火	治以咸寒，佐以苦辛，以甘泻之，以酸收之，辛苦发之，以咸软之
太阴湿土	治以苦热，佐以酸辛，以苦泻之，燥之，泄之
少阳相火	治以咸冷，佐以苦辛，以咸软之，以酸收之，辛苦发之
阳明燥金	治以辛温，佐以苦甘，以苦泄之，以苦下之，以酸补之
太阳寒水	治以咸热，佐以甘辛，以苦坚之

（3）六气客主药食所宜

"客"指客气，即表示反常的气候变化；"主"指主气，即每年各个季节固定的气候变化。与六气胜复不同的是，客气与主气之间有胜而无复。《素问·至真要大论》有云："帝曰：善。客主之胜复奈何？岐伯曰：客主之气，胜而无复也。帝曰：其逆从何如？岐伯曰：主胜逆，客胜从，天之道也。"主气偏胜时，应按照季节气候的原本特点进行治疗；而客气偏胜时，则应按照季节气候的实际特点进行治疗。现将其药食所宜归纳如表8、表9：

表 8　主气之胜药食所宜

主气（胜）	药食所宜
木	其泻以酸，其补以辛
火	其泻以甘，其补以咸
土	其泻以苦，其补以甘
金	其泻以辛，其补以酸
水	其泻以咸，其补以苦

表 9　客气之胜药食所宜

客气（胜）	药食所宜
厥阴	以辛补之，以酸泻之，以甘缓之
少阴	以咸补之，以甘泻之，以酸收之
太阴	以甘补之，以苦泻之
少阳	以咸补之，以甘泻之，以咸耎之
阳明	以酸补之，以辛泻之，以苦泄之
太阳	以苦补之，以咸泻之，以苦坚之，以辛润之

4. 岁谷间谷饮食所宜

食岁谷、间谷是《内经》依据天人相应理论指导饮食治疗的具体体现。首见于《素问·六元正纪大论》："凡此阳明司天之政，气化运行后天，天气急，地气明，阳专其令，炎暑大行，物燥以坚，淳风乃治。风燥横运，流于气交，多阳少阴，云趋雨府，湿化乃敷，燥极而泽，其谷白丹，间谷命太者……故食岁谷以安其气，食闲谷以去其邪。""凡此太阴司天之政，气化运行后天，阴专其政，阳气退辟，大风时起，天气下降，地气上腾，原野昏霧，白埃四起，云奔南极，寒雨数至，物成于差夏民病寒湿，腹满身愤胕肿，痞逆寒厥拘急……食岁谷以全其真，食间谷以保其精。""凡此少阴司天之政，气化运行先天，地气肃，天气明，寒交暑，热加燥，云驰雨府，湿化乃行，时雨乃降，金火合德，上应荧惑太白，其政明，其令切，其谷丹白，水火寒热持于气交，而为病始也……食岁谷以全其真，食间谷以保其精。"张介宾注："岁谷，正气所化，故可安其气。间谷，间气所生，故可以去其邪。祛邪者，有补偏救弊之义，谓实者可用以泻，虚者可用以补。"[1] 岁谷为秉受当岁司天在泉专精之气而生；间谷为秉受当岁左右间气之精华而成。二者均为天赋所得，对人体具有较好的补益效果。

对于间谷之内涵，历代注家意见较为统一，即前文所论间谷为秉

先秦两汉『和』思想与《内经》理论建构

---

① 明·张介宾.类经.北京：中华书局，2016.

受当岁左右间气之精华而成。但论及间谷之范畴则出入甚大，王冰说："太角商等气之化者，间气化生，故云间谷也。"[①] 王冰认为，间谷是由岁运太过之年间气所化生。换而言之，依据年运太少之序，则间谷并非每年皆有，而是隔年而至。《玄珠密语》则认为间谷所指有二：一是司天及其左右间气所化生之谷；二是岁运所胜之气而化生之谷。后世多认为《玄珠》一书为王冰所著，据以王冰序文："辞理秘密，难粗论者，别撰玄珠，以陈其道。"今对比王注所论，二者相去甚远。张志聪说："间谷者，感左右之间气而成熟，间气者在司天在泉左右之四气也。"[②] 张志聪认为，间谷为感受司天在泉左右四间气所化生之谷。即一年之中间气有四种变化，间谷亦有四种不同。综上所述，笔者认为张志聪之释意较为合理，司天在泉左右间气，一岁六步而立，六年一轮回，司天主司天气总领上半年之气化，在泉主司地气总领下半年之气化，二者相合即为一岁之气化特征可称之为"岁气"，而岁谷必当为岁气所化，间谷亦当为间气所生。

太阳寒水司天岁谷间谷所宜。太阳寒水司天则太阴湿土在泉，初之气（在泉左间）为少阳相火，间谷为丹谷（黍）。二之气（司天右间）为阳明燥金，间谷为白谷（稻）。三之气（司天）为太阳寒水，岁谷为玄谷（豆）。四之气（司天左间）为厥阴风木，间谷为苍谷（麦）。五之气（在泉右间）为少阴君火，间谷为丹谷（黍）。终之气（在泉）为太阴湿土，岁谷为黔谷（稷）。

阳明燥金司天岁谷间谷所宜。阳明燥金司天则少阴君火在泉，初之气（在泉左间）为太阴湿土，间谷为黔谷（稷）。二之气（司天右间）为少阳相火，间谷为丹谷（黍）。三之气（司天）为阳明燥金，岁谷为白谷（稻）。四之气（司天左间）为太阳寒水，间谷为玄谷（豆）。五之气（在泉右间）为厥阴风木，间谷为苍谷（麦）。终之气（在泉）为少阴君火，岁谷为丹谷（黍）。

① 唐·王冰.重广补注黄帝内经素问.北京：中医古籍出版社，2015.

② 清·张志聪著，郑林，王国辰，孙中堂点校.张志聪医学全书.北京：中国中医药出版社，1999.

少阳相火司天岁谷间谷所宜。少阳相火司天则厥阴风木在泉，初之气（在泉左间）为少阴君火，间谷为丹谷（黍）。二之气（司天右间）为太阴湿土，间谷为黅谷（稷）。三之气（司天）为少阳相火，岁谷为丹谷（黍）。四之气（司天左间）为阳明燥金，间谷为白谷（稻）。五之气（在泉右间）为太阳寒水，间谷为玄谷（豆）。终之气（在泉）为厥阴风木，岁谷为苍谷（麦）。

太阴湿土司天岁谷间谷所宜。太阴湿土司天则太阳寒水在泉，初之气（在泉左间）为厥阴风木，间谷为苍谷（麦）。二之气（司天右间）为少阴君火，间谷为丹谷（黍）。三之气（司天）为太阴湿土，岁谷为黅谷（稷）。四之气（司天左间）为少阳相火，间谷为丹谷（黍）。五之气（在泉右间）为阳明燥金，间谷为白谷（稻）。终之气（在泉）为太阳寒水，岁谷为玄谷（豆）。

少阴君火司天岁谷间谷所宜。少阴君火司天则阳明燥金在泉，初之气（在泉左间）为太阳寒水，间谷为玄谷（豆）。二之气（司天右间）为太阳寒水，间谷为玄谷（豆）。三之气（司天）为少阴君火，岁谷为丹谷（黍）。四之气（司天左间）为太阴湿土，间谷为黅谷（稷）。五之气（在泉右间）为少阳相火，间谷为丹谷（黍）。终之气（在泉）为阳明燥金，岁谷为白谷（稻）。

厥阴风木司天岁谷间谷所宜。厥阴风木司天则少阳相火在泉，初之气（在泉左间）为阳明燥金，间谷为白谷（稻）。二之气（司天右间）为太阳寒水，间谷为玄谷（豆）。三之气（司天）为太阳寒水，岁谷为玄谷（豆）。四之气（司天左间）为少阴君火，岁谷为丹谷（黍）。五之气（在泉右间）为太阴湿土，间谷为黅谷（稷）。终之气（在泉）为少阳相火，岁谷为丹谷（黍）。

对运气学说的反思。当今社会健康理念与医学思维正在发生着巨大的变化，从以往以政府为主导的重视"疾病治疗"为方针，加大医疗卫生投入，大力发展中上层医疗机构，到如今的重视源头，重视基层医疗卫生建设以"疾病预防"为目标，促使人们不害病、少害病。这种全社会理念的转变正是切合"运气"学说"预测先知，防患未然"

的前瞻性、科学性思想。此外，随着现代药物研发制造技术的不断发展，越来越先进、高效的抗病毒、抗感染药物被大量地应用于临床，一方面虽然取得了良好的疗效，另一方面伴随着药物的不规范使用，超级病毒、超级细菌也应运而生，如 SARS、禽流感、新冠肺炎等，对于人类的健康带来了前所未有的挑战。但是"运气"学说对于流行性疾病的预测、预防、治疗方面有着独特的先天性优势。

笔者认为，就《内经》运气学说自身而言，仍然存在其局限性：一是人类活动对气候影响巨大，随着工业革命以来，人类生产生活方式的改变对自然气候造成不可逆性的影响，全球气候变暖，海平面上升，作为形成于 2000 余年前的运气学说是否犹如当初之气候推测准确性，有待进一步研究。二是五运六气的推算应用较为复杂，其文简，其义深，并且当前在中医学教育中对其缺乏足够重视，甚至在中医执业医师考试中也鲜有涉及，这就导致中医从业者知之者甚少，用之者更是寥寥无几。三是祖国地域辽阔，气候差异较大，根据积温带的分布，可分为五个不同温度带和一个特殊的青藏高原区。不同的温度带气温、气候、降雨量有着巨大的差异，若依据运气推导当年气候，很难做到放之四海皆准。总而言之，运气学说显然已经不能适应当前医学发展的需求，应加以探索、改造、提升，进而使其焕发出新的生机与活力。

第二节　和阴阳之法

阴阳是中国古代哲学的一对范畴，最初的含义仅指代日光的向背而言，即向日者为阳，背日者为阴。狭义的阴阳则为两类属性事物的代表，即温热、明亮者为阳，寒冷、晦暗者为阴。广义的阴阳用于指代自然界相互关联事物或现象对立双方属性的概括。

《内经》中阴阳学说用于医学，既可以用来指代多种人体相对结构，如《素问·金匮真言论》曰："夫言人之阴阳，则外为阳，内为阴。言人身之阴阳，则背为阳，腹为阴。言人身之脏腑中阴阳，则脏者为阴，腑者为阳。"也可以用来解释病因病机，如《素问·阴阳应象大论》："阴胜则阳病，阳胜则阴病。阳胜则热，阴胜则寒。"

一、左右相引和阴阳

《素问·阴阳应象大论》："左右者，阴阳之道路也……故善用针者，从阴引阳，从阳引阴，以左治右，以右治左。"就人体结构之左右而言，则左气升发属阳，右气肃降属阴，如《素问·方盛衰论》："阳从左，阴从右。"左右相引和阴阳就是通过"以左治右，以右治左""从阴引阳，从阳引阴"以恢复阴阳的平衡与协调。其具体的施治方法主要体现在"缪刺法"和"巨刺法"。

现代解剖学认为，人体感觉神经纤维、运动神经纤维、听神经纤维、视神经纤维均是以对侧交叉。针刺患部相对称肢体对应点，其产生的针感传导，通过机体神经、体液系统的反射性调节，则必然通过反射弧投射到对侧的中枢，而达到调整机体神经机能，即巨刺与缪刺体现了现代医学大脑对肢体交叉支配的规律现象。

1. 缪刺法

缪刺是针对邪客于络脉发生的疾病而采用的左病取右，右病取左的针刺方法。《素问·缪刺论》："夫邪之客于形也，必先舍于皮毛。留而不去，入舍于孙脉。留而不去，入舍于络脉。留而不去，入舍于经脉，内连五脏，散于肠胃，阴阳俱感，五脏乃伤。此邪之从皮毛而入，极于五脏之次也。如此，则治其经焉。今邪客于皮毛，入舍于孙络，留而不去，闭塞不通，不得入于经，流溢于大络而生奇病也。夫邪客大络者，左注右，右注左，上下左右与经相干，而布于四末，其气无常处，不入于经俞，命曰缪刺。"杨上善说："痛病在于左右大络，异于经络故名缪。缪，异也。"①《标幽赋》有云："交经缪刺，左有病而右畔取。"② 外邪侵袭人体其一般传变规律为由表及里，由浅入深，即：外邪→皮毛→孙络→络脉→经脉→五脏，此时治其所属经穴即可，今邪气外侵，传与孙络则留而不去，孙络闭塞继而溢流于大络，左右相注（左为阳，右为阴，阳盛则阴病，阴盛则阳病），流布于四肢，其刺法称之为"缪刺"。

缪刺法在《内经》中应用十分广泛，主要针对十二络脉受邪所表现的多种痛症。此外，还涉及五官病证（如耳聋、嗌痛、齀齺齿寒、目痛等）、痹症、尸厥、跌仆损伤、水气等病证。

（1）痛症

十二络脉受邪会表现出多种痛症，包括肢体痛、躯干痛、脏腑痛等。

肢体痛，如邪客于手少阳之络导致的臂外廉痛，邪客于手厥阴之络导致的臂掌痛。

《素问·缪刺论》："邪客于手少阳之络，令人喉痹、舌卷、口干、心烦、臂外廉痛，手不及头。刺手小指、次指爪甲上去端如韭叶，各一痏。壮者立已，老者有顷已。左取右，右取左。此新病，数日已。"手少阳三焦经络脉受邪，症见咽喉部肿痛闭塞、舌头卷起、口干、心烦、手臂外侧痛、手臂抬举受限不可触及头部。治疗之时，针刺第四手指指甲旁的关冲穴（少阳三焦经井穴），左病刺右，右病刺左，少壮之人立刻痊愈，年长者气血衰弱，经脉运行迟缓，故需稍待片刻痊愈。此类病证若是发病时间短的，最慢不过几日便可治愈。

《素问·缪刺论》："邪客于臂掌之间，不可得屈，刺其踝后。先以指按之痛，乃刺之，以月死生为数。月生一日一痏，二日二痏，十五日十五痏，十六日十四痏。"手厥阴心包经络脉受邪，症见手掌、手臂不能屈伸。治疗之时，用手指触按疼痛的部位进行针刺，针刺的频数应依据月相"死生"之数。一月之内自初一至十五为"生月"之时，

① 唐·杨上善.黄帝内经太素.北京：中医古籍出版社，2017.
② 邱茂良，沈善恍.针灸学.上海：上海科学技术出版社，1983.

人体气血随之渐旺，针刺的频数亦随之逐渐增加，初一刺一次，初二则增至两次，依次类推。至于十五月圆之时则刺十五次，此时气血最盛针刺的频数亦属最多。自十六日至月末为"月死"之时，人体气血随之渐衰，针刺的频数亦随之逐渐减少，十六日刺十四次，十七日则减之十三次，依次递减。左病刺右，右病刺左。

躯干痛，如邪客于足太阳之络导致的头项肩痛、拘挛背急、引胁而痛；邪客于足少阳之络导致的胁痛、胯痛；邪客于足太阴之络导致的腰痛。

《素问·缪刺论》："邪客于足太阳之络，令人头项肩痛。刺足小指爪甲上与肉交者各一痏，立已。不已，刺外踝下三痏，左取右，右取左，如食顷已。"足太阳膀胱经络脉受邪，症见颈部与肩部疼痛。治疗之时，针刺足小趾甲肉交界处的至阴穴（足太阳膀胱经井穴），立刻痊愈。若不愈，再针刺足外踝下方的金门穴，连刺三次，左病刺右，右病刺左，稍待片刻即愈。《素问·缪刺论》："邪客于足太阳之络，令人拘挛背急，引胁而痛，内引心而痛，刺之从项始数脊椎侠脊，疾按之应手如痛，刺之傍三痏，立已。"足太阳膀胱经络脉受邪，症见背部拘急挛缩、牵引胸胁疼痛、向内牵引心痛。治疗之时，针刺脊背两旁有压痛之部位，左病刺右，右病刺左，三次即可治愈。

《素问·缪刺论》："邪客于足少阳之络，令人胁痛、不得息、咳而汗出。刺足小指、次指爪甲上与肉交者，各一痏。不得息，立已。汗出，立止。咳者，温衣饮食，一日已。左刺右，右刺左，病立已。不已，复刺如法。"足少阳胆经络脉受邪，症见胸胁部疼痛、呼吸困难、咳嗽汗出。治疗之时，针刺第四足趾靠近足小趾侧甲肉交界处的窍阴穴（足少阳胆经井穴），左病刺右，右病刺左，呼吸困难与汗出立刻痊愈，有咳嗽症状的患者需要保持饮食与衣物的温暖，一天就可痊愈，若是不愈者再行前法进行针刺。《素问·缪刺论》："邪客于足少阳之络，令人留于枢中痛，髀不可举。刺枢中以毫针，寒则久留针，以月死生为数，立已。"足少阳胆经络脉受邪，症见枢中痛（环跳穴部位）、腿不可抬举。治疗之时，应用毫针针刺髀枢之环跳穴（足少阳胆经的经穴），若是寒邪侵袭所致，留针时间宜长。针刺的频数应依据月相"死生"之数，一月之内自初一至十五为"生月"之时，人体气血随之渐旺，针刺的频数亦随之逐渐增加，初一刺一次，初二则增至两次，依次类推。至于十五月圆之时则刺十五次，此时气血最盛针刺的频数亦属之最多。自十六日至月末为"月死"之时，人体气血随之渐衰，针刺的频数亦随之逐渐减少，十六日刺十四次，十七日则减之十三次，依次递减。左病刺右，右病刺左。

《素问·缪刺论》："邪客于足太阴之络，令人腰痛引少腹、控䏚，不可以仰息。刺腰尻之解，两胂之上是腰俞，以月死生为痏数，发针立已。左刺右，右刺左。"足太阴脾经络脉受邪，症见腰痛、牵引少腹及胸胁下松软部位，不能仰身呼吸。治疗之时针刺腰尻之间，两胂之上的腰俞穴（督脉之穴）。针刺的频数应依据月相"死生"之数，一月之内自初一至十五为"生月"之时，人体气血随之渐旺，针刺的频数亦随之逐渐增加，初一刺一次，初二则增至两次，依次类推。至于十五月圆之时则刺十五次，此时气血最盛针刺的频数亦属最多。自十六日至月末为"月死"之时，人体气血随之渐衰，针刺的频数亦随之逐渐减少，十六日刺十四次，十七日则减之十三次，依次递减。左病刺右，右病刺左。

脏腑痛，如邪客于足少阴之络导致的心痛；邪客于足厥阴之络导致的少腹痛。

《素问·缪刺论》："邪客于足少阴之络，令人卒心痛、暴胀、胸胁支满。无积者，刺然骨之前出血，如食顷而已。不已左取右，右取左。病新发者，取五日已。"足少阴肾经络脉受邪，症见突然心痛、突然发胀、胸胁部胀满。治疗之时，若无结块，当刺然谷穴（少阴肾经荥穴）放血，左病刺右，右病刺左，往往一餐饭的时间即可痊愈。若不愈，病且新发日短，连刺五日可愈。

《素问·缪刺论》："邪客于足厥阴之络，令人卒疝、暴痛。刺足大指爪甲上与肉交者，各一痏。男子立已，女子有顷已。左取右，右取左。"足厥阴肝经络脉受邪，症见突然疝气痛。治疗之时，针刺足大趾甲根部外侧下方的大敦穴（足厥阴肝经井穴），左病刺右，右病刺左。男子立刻痊愈，女子需稍待片刻。

（2）五官病证

五官病证主要有邪客于手阳明之络导致的耳聋，邪客于足少阴之络导致的嗌痛，邪客于足阳明之络导致的鼽衄齿寒，邪客于足阳跷之脉导致的目痛等。

《素问·缪刺论》："邪客于手阳明之络，令人耳聋，时不闻音。刺手大指次指爪甲上去端如韭叶，各一痏，立闻。不已，刺中指爪甲上与肉交者，立闻。其不时闻者，不可刺也。耳中生风者，亦刺之如此数，左刺右，右刺左。"手阳明大肠经络脉受邪，症见间歇性耳聋，有时能听到声音，有时听不到声音。治疗之时，针刺第二手指甲根部靠近大拇指侧的商阳穴（手阳明大肠经井穴），左病刺右，右病刺左，立刻便能听到声音。若病不愈，则再刺手中指甲肉交界处的中冲穴（手厥阴心包经井穴），左病刺右，右病刺左，立刻便能听到声音。若是一直不可听到声音的患者，由于其络脉之气已绝，则不可用针刺治疗。此外，耳鸣常闻及风声者，亦可遵循上述方法针刺治疗。

《素问·缪刺论》："邪客于足少阴之络，令人嗌痛，不可内食，无故善怒，气上走贲上，刺足下中央之脉各三痏，凡六刺，立已。左刺右，右刺左。嗌中肿不能内唾、时不能出唾者，刺然骨之前出血，立已。左刺右，右刺左。"足少阴肾经络脉受邪，症见咽喉疼痛、进食困难、时常无故而发怒、自觉气上冲膈。治疗之时，针刺足底中央部位的涌泉穴（足少阴肾经井穴），左右各刺三次，病可痊愈，左病刺右，右病刺左。如果咽喉肿胀，时常不能吞咽唾液的，应当刺舟状骨上的然谷穴（足少阴肾经荥穴），放血即可痊愈，左病刺右，右病刺左。

《素问·缪刺论》："邪客于足阳明之络，令人鼽衄、上齿寒。刺足中指、次指爪甲上与肉交者各一痏，左刺右，右刺左。"足阳明胃经络脉受邪，症见鼻塞出血及上齿感觉寒冷。治疗之时，针刺第二脚趾靠近中趾侧甲肉交界处的厉兑穴（足阳明胃经井穴），左病刺右，右病刺左，刺足中指次指。《素问·缪刺论》："缪传引上齿，齿唇寒痛。视其手背脉血者去之，足阳明中指爪甲上一痏，手大指、次指爪甲上各一痏，立已。左取右，右取左。"如果牙齿病由下齿传变至上齿，唇齿寒冷疼痛，应当针刺手背部瘀血的地方，刺络放血，并针刺厉兑穴（足阳明胃经井穴）与商阳穴（手阳明大肠经井穴）。左病刺右，右病刺左。

《素问·缪刺论》："邪客于足阳跷之脉，令人目痛，从内眦始，刺外踝之下半寸所各二痏。左刺右，右刺左，如行十里顷而已。"足太阳膀胱经之别络（阳跷脉）受邪，症见眼痛、自眼内角开始。治疗之时，针刺足外踝之下半寸的申脉穴（足太阳膀胱经经穴，八脉交会穴之一，通于阳跷），左病刺右，右病刺左。阳跷，足太阳膀胱经之别络。

（3）痹证

《素问·缪刺论》："凡痹往来、行无常处者，在分肉间痛而刺之，以月死生为数。用针者随气盛衰以为痏数，针过其日数则脱气，不及日数则气不泻。左刺右，右刺左。病已，止。不已，复刺之如法。月生一日一痏，二日二痏，渐多之。十五日十五痏，十六日十四痏，渐少之。"《内经》认为，如果痹证表现为游走性疼痛，应以痛点为穴针刺之，而针刺的频数则应依据月相之变化。即一月之内自初一至十五为"生月"之时，人体气血随之渐旺，针刺的频数亦随之逐渐增加，初一刺一次，初二则增至两次，依次类推。至于十五月圆之时则刺十五次，此时气血最盛针刺的频数亦属最多；自十六日至月末为"月死"之时，人体气血随之渐衰，针刺的频数亦随之逐渐减少，十六日刺十四次，十七日则减之十三次，依次递减。左病刺右，右病刺左。

（4）尸厥

《素问·缪刺论》："邪客于手足少阴、太阴、足阳明之络，此五络皆会于耳中，上络左角。五络俱竭，令人身脉皆动而形无知也，其状若尸，或曰尸厥。刺其足大指内侧爪甲上去端如韭叶、后刺足心、后刺足中指爪甲上各一痏，后刺手大指内侧去端如韭叶、后刺手心主少阴锐骨之端各一痏，立已。"邪客于五脏之络，导致五脏之络脉气血闭阻而成尸厥病。症见经脉犹动而形体却无知觉，状若死尸。治疗之时，分别针刺隐白穴（足太阴脾经井穴）、涌泉穴（足少阴肾经井穴）、厉兑穴（足阳明胃经井穴）、少商穴（手太阴肺经井穴）、神门穴（手少阴心经输穴）。左病刺右，右病刺左。

（5）跌仆损伤

《素问·缪刺论》："人有所堕坠，恶血留内，腹中满胀，不得前后……刺足内踝之下，然骨之前，血脉出血。刺足跗上动脉。不已，刺三毛上各一痏，见血立已，左刺右，右刺左。"如果跌落损伤，有瘀血留于体内，症见腹中胀满、不能大小便。应当先刺然谷穴与冲阳穴，放出血。如不愈，再刺大敦穴。左病刺右，右病刺左。

（6）水气病

《素问·汤液醪醴论》："帝曰：其有不从毫毛而生，五脏阳以竭也。津液充郭，其魄独居，孤精于内，气耗于外，形不可与衣相保，此四极急而动中，是气拒于内，而形施于外，治之奈何？岐伯曰：平治于权衡，去宛陈莝，微动四极，温衣，缪刺其处，以复其形。开鬼门，洁净府，精以时服，五阳已布，疏涤五脏，故精自生，形自盛，骨肉相保，巨气乃平。"指出水气病的治疗须采用刺络放血法以排除经络壅滞，活动四肢以兴奋阳气，温衣取暖以保护阳气，还要病左刺右，病右取左来分散祛除邪气。

综上来看，缪刺法针刺有以下特点：

其一，刺井穴。井穴位于四肢末端，为经脉之源头，阴阳气血涌盛之处。《灵枢·十二原》"所出为井"，张介宾注"脉气由此而出，如井泉之发，其气正深"[1]。在《素问·缪刺论》论述的十五种络脉及部位疾病中，其中九种选用井穴，并且在缪刺法选用的21个穴位及部位中，井穴的运用达10次之多。此外，需要指出的是，《缪刺论》除以"刺井穴"为主要方法外，还强调刺络脉分布部位穴，如郄穴、荥穴等。

其二，刺痛点。除选取井穴与络脉分布之周边穴位外，同时缪刺

---

① 明·张介宾.类经.北京：中华书局，2016.

法还选择以痛点为穴，痛点在左则刺与此对应右侧部位，痛点在右则刺与此对应左侧部位。《素问·缪刺论》曰："凡痹往来，行无常处者，在分肉间痛而刺之……按疾之应手如痛，刺之傍三痏，立已。"关于痛点作为针刺之穴在《内经》中亦有相关论述，《灵枢·经筋》："治在燔针劫针，以知为数，以痛为俞。"马莳注："治之者，用燔针劫刺之，以知病为次数，以痛处为俞穴。"[①] 后世唐代医家孙思邈在此基础上提出了"阿是穴"的概念，沿用至今。

其三，刺络出血。纵览《素问·缪刺论》全篇，其表现最典型的特点为"痛"。《内经》认为，经络气血阴阳的阻滞是导致痛症的病因。《素问·举痛论》："经络流行不止，环周不休，寒气入经而稽迟，泣而不行，客于脉外则血少，客于脉中则气不通，故卒然而痛。"上文已经言明缪刺法所适应之病机为邪滞大络，由于络脉居于肌肤浅表，故当恶血内生可显而易见，即当以三棱针挑刺之，令恶血外出，经络顺畅，阴阳通顺。《素问·缪刺论》："凡刺之数，先视其经脉……因视其皮部有血络者尽取之，此缪刺之数也。"刺法论述如下："人有所堕坠，恶血留内……手大指次指爪甲上各一痏立已，左取右，右取左。"《素问·缪刺论》："邪客于五脏之间，其病也脉引而痛，时来时止。视其病，缪刺之于手足爪甲上。视其脉，出其血。间日一刺。一刺不已，五刺已。"

2. 巨刺法

巨刺是针对机体一侧有病，而于对侧选取经穴治疗的方法。《素问·缪刺论》："邪客于经，左盛则右病，右盛则左病。亦有移易者，左痛未已，而右脉先病。如此者，必巨刺之，必中其经，非络脉也。"《灵枢·官针》："凡刺有九……八曰巨刺，巨刺者，左取右，右取左。"《素问·调经论》："痛在于左，而右脉病者，巨刺之。"与缪刺相比，巨刺同样为左病刺右，右病刺左的治疗方法，临床的基本特点均为痛。但不同之处在于：缪刺病位在络，病势较轻；而巨刺病位在经，病势

---

① 明·马莳著，孙国中，方向红点校.黄帝内经素问注证发微.北京：学苑出版社，2005.

较重。缪刺刺络，巨刺刺经。

关于"巨刺"具体操作方法，《内经》没有像缪刺一样有专篇详细论述，历代医家对此亦少有阐释，多以《内经》原文引用复述。近年以来，巨刺法在临床中备受关注，被广泛应用于中风后遗症、周围神经系统疾病、软组织损伤等疾病的治疗。临床应用对于理论的提高有着迫切需求，理论的研究亦焕发出新的生机，张氏从"巨"之文字考证出发，表明其有"大经""长针""交互"之义，继而认为其针刺及选穴特点为长针深刺刺经与左右交错取穴[①]。

潘氏以巨刺刺经、缪刺者刺络立论，认为经深而络浅，故巨刺乃深刺、重刺而中于经是为调气；缪刺乃浅刺、轻刺于络是为理血。相应地巨刺的针具是毫针，而缪刺则多用锋针[②]。孙氏结合临床实践指出，应通过穴位温度来判断巨刺取穴及补泻，当患病部位一侧的穴温明显低于对侧，针刺治疗效果较差时，此时可在其对侧对应之穴位应用泻法，经过一段时间的治疗以后，再在患侧运用补法。运用补泻手法时，若病变部位对侧出现实脉时用泻法，出现虚脉时用补法；若双侧脉象参差不齐时，可双侧取穴，取平补平泻手法[③]。笔者认为，张氏与潘氏之论均系围绕《内经》原文本义之阐述，而孙氏之见则实为《内经》原旨之创新发挥。此外，还需要指出的是，就"巨刺病位在经"而言，巨刺法实则适用于经脉诸症。

二、上下相召和阴阳

《灵枢·阴阳系日月》曰："腰以上为天，腰以下为地。故天为阳，地为阴。在下者为阴，在上者为阳。"就人体结构之上下而言，则上属阳，下属阴。上下相召和阴阳就是通过"上病下治，下病上取"以恢复阴阳的平衡与协调。《素问·五常政大论》曰："气反者，病在上，取之下；病在下，取之上。"这一治法是在整体观念指导下，根据人体上

① 张婷婷.巨刺的源流及临床应用文献整理研究.南宁：广西中医药大学，2011.
② 潘伟达，陈尚杰，张家维."缪刺"与"巨刺"辨析.按摩与导引，2005（7）：38-39.
③ 孙六合，王燕.浅谈巨刺法的临床应用.河南中医，2002（6）：74-75.

先秦两汉「和」思想与《内经》理论建构

下内外通过经络的联络贯通以及气机升降的相互影响等认识而确定的。

上病下取，下病上取在《内经》中又被称为"远道刺"。《灵枢·官针》曰："凡刺有九，以应九变。一曰俞刺，俞刺者，刺诸经荥俞脏俞也；二曰远道刺，远道刺者，病在上，取之下。"上病下取，《灵枢·终始》曰："病在上者下取之……病在头者取之足。"其实大凡头面、胸腹部的病证，取下肢腧穴进行治疗的方法都可归于此类。此类取穴法在《内经》中具体记载很多，如《素问·缪刺论》："邪客于足阳跷之脉，令人目痛从内眦始，刺外踝之下半寸所各二痏。"《灵枢·口问》："目眩头倾，补足外踝下留之。"下病上取，《灵枢·终始》曰"病在下者高取之"。大凡腰以下的病证，取头面、颈肩胸部腧穴进行治疗的方法都可归于此类。笔者未检出此类取穴法在《内经》中的具体记载，但后世记载多有。如《针灸甲乙经·阳受风发病第二》："足不收，痛不可以行，天泉主之。"[1]蔡玉萍等引《针灸聚英》语曰："腿脚有疾风府寻。"[2]

钱小燕认为，"上病下取，下病上取"在临床上的应用主要有以下几个方面：其一，循经取穴。例如头痛项强取昆仑、少阳头痛针足临泣、胃火牙痛泻内庭、脱肛灸百会等，为该治法在临床上应用最多的方面。其二，同名经取穴（包括巨刺）。同名经取穴，是指在与病变所在经脉同名的经脉进行针灸取穴、治疗的一种方法。在针灸临床上，这种取穴方法主要用于某些急性软组织损伤的治疗。例如外踝扭伤泻阳池、腕背扭伤泻丘墟、肩外侧痛针条口等，其疗效常优于一般的取穴方法。其三，根据病因取穴。例如肝火旺之耳鸣泻太冲、中风之足疾取头部运动区等。[3]

三、辛甘酸苦和阴阳

《素问·阴阳应象大论》曰："阴胜则阳病，阳胜则阴病。阳胜则

---

[1] 黄龙祥校注.黄帝针灸甲乙经（新校本）.北京：中国医药科技出版社，1995.
[2] 蔡玉萍，刘嘉聪.母子补泻与上病下治、下病上治.南京中医学院学报，1995（1）：43.
[3] 钱小燕."上病下取、下病上取"的临床应用.中国针灸，2002（增刊）：100-101.

热，阴胜则寒。""阳胜则身热，腠理闭，喘粗为之俛仰，汗不出而热，齿干以烦冤腹满，死，能冬不能夏。阴胜则身寒汗出，身常清，数栗而寒，寒则厥，厥则腹满。"人体阴阳之气失和，会引起相应的病证。阳气盛会出现热证，阴气盛会出现寒证。对这类寒热之证的治疗，当以性属阳的药食之物来治疗寒性病证，以性属阴的药食之物来治疗热性病证。《素问·阴阳应象大论》曰："气味辛甘发散为阳，酸苦涌泄为阴。"《素问·至真要大论》进一步说："咸味涌泄为阴，淡味渗泄为阳。"药食气味，辛甘淡属阳，可以治疗寒性病证；酸苦咸属阴，可以治疗热性病证。辛甘酸苦和阴阳即以药食物（下文中俱以"药"代称）五味阴阳来调和人体阴阳，恢复阴阳之气的失衡。

首先《内经》以药物之气味之别将其分为阴阳两大类，气属阳而味属阴，阴阳之中复有阴阳。具体体现在以下两个方面：其一，气属阳，但其亦可再分阴阳。即温热属阳之气药（阳中之阳），而寒凉之气药属阴（阳中之阴）。其二，味属阴，亦可再分阴阳。辛味、甘味、淡味药物为阳（阴中之阳），而酸味、苦味、咸味药物为阴（阴中之阴）。此外，还有一种观点认为辛甘为气药属阳，酸苦为味药属阴。笔者认为，此观点实有诸多不妥之处：首先若以辛甘作气药，则寒热温凉应置何处；再者这种分类方法将气味分离而对立，认为同一种药物有气则无味，有味则无气，此绝非《内经》理论之独特之处。持此观点之学者多以"气味辛甘发散为阳，酸苦涌泄为阴"为据，查阅历代注家注解，综合全篇，笔者认为此处"气"字当为上句所衍，即"壮火食气，少火生气"之尾字所衍而来。

总而言之，就药物个体自身而言，气味兼备，阴阳俱存，但气有厚薄，味有不同，如此则差别万千，药物阴阳属性以及多少的划分则越显精细化。《内经》这种精细化的药物阴阳属性划分的优点不仅有利于临床上精准掌握用药及用量，而且有助于避免用方遣药的盲目性，更有助于医生在临床上诊病时明晰辨证思路，从而实现"谨察阴阳所在，以平为期，阳病治阴，阴病治阳"的治疗原则。

第三节　和脏腑之法

脏腑之和，即脏腑之间关系的谐和。主要表现在三个方面：一是五脏之间以五行理论为依据的生克制化关系。《素问·脏气法时论》："五行者，金、木、水、火、土也。更贵更贱，以知死生，以决成败，而定五脏之气间甚之时、死生之期也。"《素问·五脏生成》："心之合，脉也；其荣，色也；其主，肾也。肺之合，皮也；其荣，毛也；其主，心也。肝之合，筋也；其荣，爪也；其主肺也。脾之合，肉也；其荣，唇也；其主，肝也。肾之合，骨也；其荣，发也；其主，脾也。"二是五脏与六腑之间的阴阳表里协调关系。《素问·调经论》："五脏者，故得六腑与为表里。"《灵枢·本输》："肺合大肠……心合小肠……肝合胆……脾合胃……肾合膀胱。"三是六腑之间在消化水谷过程中的协调配合关系。《素问·五脏别论》："六腑者，传化物而不藏，故实而不能满也。所以然者，水谷入口则胃实而肠虚，食下则肠实而胃虚。"

一、配穴针刺和脏腑

1. 远近相引和五脏

远近相引和五脏，即《内经》调和五脏病采用远离五脏之手足部远端取穴的治疗方法。

如《灵枢·厥病》："厥心痛，色苍苍如死状，终日不得太息，肝心痛也，取之行间、太冲。"肝有邪，肝气失常，厥逆于心，致使心肝失和，故名肝心痛。发病之时颜面色青，如同死人一般，整日呼吸不得顺畅。治疗时选用肝经之行间、太冲以疏导逆气。杨上善说："苍苍，青色也，肝病也。不得太息，肝主吸气，今吸气已痛，不得出气太息也。"① 认为不得太息是由于呼吸引动而加重于心痛。张志聪说："肝病则胆气亦逆，故终日不得太息。"② 认为不得息是因为肝病及胆，胆气逆而引起。笔者按：肝主疏泄，五脏六腑皆有赖于肝之疏泄而气机调达，今肝气失常，疏泄失用，肺之宣发肃降亦有失衡，故不得息也。

又如《灵枢·厥病》："厥心痛，卧若徒居，心痛间，动作痛益甚，色不变，肺心痛也，取之鱼际、太渊。"肺有疾，肺气失常，厥逆于心，故名肺心痛。静卧休息之时，心痛减轻，活动量增加后心痛亦随之加剧。治疗之时选取肺经之鱼际、太渊以疏导逆气。张介宾注："徒，空也。卧若徒居，无倚傍也。间或动作则益甚者，气逆不舒，畏于动也。色不变，不在血也。是皆病在气分，故曰肺心痛也。"③ 认为气逆之证本在于动乱而无常，因此避动趋静而痛势减，反之则甚。笔者按：肺主气，心主血，气血是维持人体生命活动所必需的基本物质，故又有"人之所有者，气与血耳""血气不和，百病乃变化而生"之说，今心肺有疾，气血均失其所用，因此病情较重。

2. 俞募相配和六腑

俞募相配和六腑，即《内经》调和六腑病采用腹部募穴与背部背俞穴相结合的配穴方法。

如《素问·奇病论》："口苦者，病名为何？何以得之？岐伯曰：病名曰胆瘅。夫肝者，中之将也，取决于胆，咽为之使。此人者，数谋虑不决，故胆虚气上溢，而口为之苦。治之以胆募俞。"胆瘅病的主要表现是病人常常自觉口苦，其病机在于患者时常犹豫不决，而致胆气运行失常，胆汁上逆泛散于口中，故而时常口苦。治疗之时，运用俞募相配的取穴方法，即日月穴（胆经募穴）与胆俞穴相配合。

3. 表里相合和脏腑

表里相合调脏腑，即《内经》调治脏腑病时，选取表里之阴经与阳经上穴位的治疗方法。具体包括三种情况：

① 唐·杨上善.黄帝内经太素.北京：中医古籍出版社，2017.
② 清·张志聪著，郑林主编.张志聪医学全书.北京：中国中医药出版社，1999.
③ 明·张介宾.类经.北京：中华书局，2016.

其一，相表里的脏腑同病，取腑腧进行治疗。如《灵枢·五邪》："邪在脾胃，则病肌肉痛。阳气有余，阴气不足，则热中善饥；阳气不足，阴气有余，则寒中肠鸣腹痛；阴阳俱有余若俱不足，则有寒有热。皆调于三里。"邪犯脾胃，脾胃失和，因脾主肌肉，且脾胃为气血生化之源，今脾胃受邪气化失常而致肌肉失养肌肉疼痛，所谓不荣则痛。依据脾胃之虚实盛衰可分为四种证型，一是胃实而脾虚，则病消谷善饥；二是脾实而胃虚，则病肠鸣腹痛；三是脾胃俱实，则病实热；四是脾胃皆虚，则病虚寒。针对以上四种证型，均可采用针刺足三里以调和之。

其二，腑病取于脏腧。如《灵枢·厥病》："厥心痛，腹胀胸满，心尤痛甚，胃心痛也，取之大都、太白。"胃有疾，胃气失常，厥逆于心，故名胃心痛。发病之时，腹部胀满，胸胁满闷，心痛尤其显著。治疗选用与胃经相表里的脾经之大都、太白穴进行治疗。杨上善注："胃脉足阳明，属胃络脾。脾脉足太阴，流于大都，在足大趾本节后陷中；注于太白，在足内侧窍骨下陷中，支者别胃上膈，注心中。脾胃主水谷，水谷有余，则腹胀胸满尤大也。此腑病取于脏腧也。"[1]

其三，脏病同时取相表里的脏腧与腑腧。如《灵枢·厥病》："厥心痛，与背相控，善瘛，如从后触其心，伛偻者，肾心痛也，先取京骨、昆仑，发针立已，不已，取然谷。"肾有疾，肾气失常厥逆于心，致使心肾失和，故称"肾心痛"。发病之时心痛扯背，筋脉肌肉常常发生痉挛，似有人在其背后触动其心脏。治疗之时，首先选取与肾经相表里之膀胱经上的京骨穴与昆仑穴，痛当即止；若不止，再选取少阴肾经上的然谷穴。笔者按：肾心痛为何独取肾之表里经穴而不取心之经穴？盖由心本无疾患，皆为肾之气逆所犯，肾之逆气去而心自安，故独取肾之相关经穴即可。

4. 输合相伍和脏腑

输合相伍和脏腑，即《内经》调和脏腑病时，采用五输穴之输穴

---

① 唐·杨上善.黄帝内经太素.北京：中医古籍出版社，2017.

与合穴相配合的治疗方法。

《素问·咳论》云："治脏者，治其俞。治府者，治其合。"明确指出了通过针刺俞穴与合穴以调治脏腑。关于"俞"具体所指，历代医家争论颇多，大致而言有三种不同的认识：一是认为，其为四肢末端阴经的第三个穴位。吴崑云："诸脏俞者，皆脉之所注，由四末数起，阴经第三穴也。"① 二是认为，其为五脏之背俞穴。张志聪云："五脏之俞皆在于背。预知背俞，先度其两乳间，以草度其背，是为五脏之俞、灸刺之度也。"② 三是认为，其为阴经五输穴之输穴。马莳注："五脏俞穴者，肺俞太渊，脾俞太白，心俞神门，肾俞太溪，肝俞太冲是也。"③ 笔者认为，"俞"当解释为五输穴之输穴较为确切。《灵枢·本输》有云："肺出于少商……为井木……注于太渊……为输……尺泽肘中之动脉也，为合。手太阴经也。"《灵枢·本输》所论之"输"与《素问·咳论》所言之"俞"其意相同，"俞""腧""输"三字通义，前者为本体字，专用作"腧"，通借为"输"。《素问》中所称之"俞"，非专指"背俞"穴而言，如《灵枢·背腧》篇中就将"背俞"写作"背腧"。关于"合"而言，亦主要有两种不同的见解：一是认为，其为下合穴。张志聪云："合治内府，故咳在六府者，取之于合。胃合于三里，大肠合入于巨虚上廉，小肠合入于巨虚下廉，三焦合入于委阳，膀胱合入于委中央，胆合入于阳陵泉。"④ 二是认为，其为府六输穴之合穴。马莳注："六府合者，大肠合曲池，胃合三里，小肠合小海，膀胱合委中，三焦合开井，胆合阳陵泉是也。"⑤ 笔者认为，"合"作六腑六输穴之合穴解释较为合理，原因有二：一者，此与上文所论"输穴"相对应，皆为五输穴之分属；二者，此处即言明"合"字，而不著"下合"二字，恐非省一字之笔墨。综上所述，脏腑失和（脏腑同病），则脏腑同调，即刺脏之输穴与腑之合穴，审其虚实，虚则补之，实则泻之，

先秦两汉「和」思想与《内经》理论建构

---

① 明·吴崑著，孙国中点校.黄帝内经素问吴注.北京：学苑出版社，2003.
② 清·张志聪著，郑林主编.张志聪医学全书.北京：中国中医药出版社，1999.
③ 明·马莳著，孙国中，方向红点校.黄帝内经素问注证发微.北京：学苑出版社，2005.
④ 清·张志聪著，郑林主编.张志聪医学全书.北京：中国中医药出版社，1999.
⑤ 明·马莳著，孙国中，方向红点校.黄帝内经素问注证发微.北京：学苑出版社，2005.

以期平和，继而恢复脏腑之生理功能，达到脏腑和谐的协调状态。

二、针经刺络和脏腑

针经刺络和脏腑，即《内经》在调和脏腑病时，采用针俞穴与刺络出血相结合的治疗方法。

如《灵枢·五邪》："邪在肝，则两胁中痛，寒中，恶血在内，行善掣节，时脚肿。取之行间，以引胁下，补三里以温胃中，取血脉以散恶血；取耳间青脉，以去其掣。"邪犯于肝，肝气旺，传其所不胜则横逆与胃，致使肝胃失和，症见两胁疼痛、胃中寒冷、行走时关节掣痛、脚常发肿。肝属木，胃属土，此为木旺乘土之证，肝主筋，肝有邪则筋失所养，故行走时关节掣痛，此为不荣则痛。肝主疏泄，津液气血均有赖于肝之疏通而畅达，今肝有疾患，疏泄失职，则津液气血留滞，故见时脚肿、肝之络脉有恶血。胃受肝邪侵袭，胃阳被遏，故觉胃中寒冷。审证求因，治当泻肝而补胃，首刺手厥阴肝经之荥穴行间，使邪气由里出外、由经入络，继而选取少阳胆经循耳前后之青络针刺放血，以祛肝邪。同时运用补法针刺足三里以温胃散寒，扶正祛邪。

再如《灵枢·四时气》："善呕，呕有苦，长太息，心中憺憺，恐人将捕之，邪在胆，逆在胃，胆液泄则口苦，胃气逆则呕苦，故曰呕胆。取三里以下胃气逆，则刺少阳血络以闭胆逆，却调其虚实以去其邪。"胆府有邪，乘逆于胃，而致胆胃失和，症见呕吐频繁、呕有苦汁、叹气连连、惶恐不安、惊恐其被逮捕，故名呕胆。胆属木，而胃属土，此为木旺乘土之证。胆气犯胃，胃失和降，胆汁随胃气而上逆，故善呕且呕有苦汁。胆者中正之官，居中得正而无所偏失，故其主决断，今胆府受邪，决断有误，必失中正，故叹声连连、惶恐不安、惊恐其被逮捕。治宜刺足三里以降胃气，刺胆之血络以降胆逆。

三、谨调五味和五脏

谨调五味和五脏，即依据药食五味对五脏选择性偏好以及五味对于五脏生理特性的顺逆作用以调和五脏病。

一是"五味入五脏"，依据药食之本味对五脏进行调补，即在五行理论的指导下《内经》将药食物以五味划分：酸属木，苦属火，甘属土，辛属金，咸属水。《素问·至真要大论》云："酸先入肝，苦先入心，甘先入脾，辛先入肺，咸先入肾。"表明五味进入人体，对于五脏具有选择性的偏好。针对这一特性，若五脏有病（五脏失和），可运用药食味之偏嗜对五脏进行调补。二是依据"五脏苦欲补泻理论"为指导以调和五脏，即以药物五味之不同特性结合五脏之生理特性，顺其性为补，逆其性为泻。此处"五脏苦欲"之"苦"有厌恶之义，"欲"具喜好之义，均是针对五脏之生理特性而言之。此外还需要指出的是，此处所论"补泻"与《灵枢·经脉》"盛则泻之，虚则补之"之"补泻"含义相比则相去甚远，切不可同日而语。关于"五脏苦欲补泻"的具体论述如下：《素问·脏气法时论》："肝苦急，急食甘以缓之；心苦缓，急食酸以收之；脾苦湿，急食苦以燥之；肺苦气上逆，急食苦以泄之；肾苦燥，急食辛以润之；肝欲散，急食辛以散之；脾欲缓，急食甘以缓之；肺欲收，急食酸以收之；心欲软，急食咸以软之；肾欲坚，急食苦以坚之。"在运用五味的同时，应注意掌握好度的问题，即不可过用。《素问·生气通天论》云："味过于酸，肝气以津，脾气乃绝；味过于咸，大骨气劳，短肌，心气抑；味过于甘，心气喘满，色黑，肾气不衡；味过于苦，脾气不濡，胃气乃厚；味过于辛，筋脉沮弛，精神乃央。"适度为宜，过度为害，正所谓"阴之所生，本在五味；阴之五宫，伤在五味"。笔者认为，"谨调五味和五脏"正是体现了《内经》多元融合，灵活变通的诊疗思想。诊疗中以五行理论与脏腑生理特性及药物特性相结合，相互补充，而并不拘泥于五行理论。从另外一个角度讲，《内经》已经认识到生命科学的复杂性，以及单纯应用五行理论所带来的局限性。

第四节　和气血之法

气血之和即气血之间正常生理功能的发挥，其主要体现在三个方面：一是气血的多少适中，既无盈余，亦无虚损。需要指出的是，气与血之适中平衡状态并不是机械 1∶1 的绝对对等关系，而是在以气血所居之脏腑经络生理功能为前提所体现的相对平衡，《素问·血气形志》："夫人之常数，太阳常多血少气，少阳常少血多气，阳明常多气多血，少阴常少血多气，厥阴常多血少气，太阴常多气少血，此天之常数。"二是气血之间功能的相互为用，即气与血之生化互助。《灵枢·营卫生会》："血之与气者，异名而同类。"气与血两者同源异构，均由脾胃之水谷精微所化生，因此二者之间亦可相互转化、相互资生。三是运行的协和关系，即气血运行畅通协调。《素问·生气通天论》："是以圣人陈阴阳，筋脉和同，骨髓坚固，气血皆从。如是则内外调和，邪不能害，耳目聪明，气立如故。"从者，顺也。"气血皆从"意指气血运行顺畅。和气血之法就是调整气血之间失和的方法。

纵览《内经》全文，关于气血失和的论述主要可分为两个层面：一是气血多少失衡而引起的虚实偏失；二是气血瘀滞而导致的气血运行失常。

一、补虚泻实和气血

1. 补泻经隧和气法

《内经》认为，就调治气之虚实而言重在调治肺经经隧（别络）。气虚则补肺之经隧，气实则泻肺之经隧。

《素问·调经论》云："气有余不足奈何？岐伯曰：气有余则喘咳上气，不足则息利少气。血气未并，五脏安定，皮肤微病，命曰白气微泄。"认为气的失和在于气的量的失衡，即气有余所致的实、气不足所致的虚。针对其因，重在补虚泻实，故又云："气有余则泻其经隧，无伤其经，无出其血，无泄其气；不足则补其经隧，无出其气。帝曰：刺微奈何？岐伯曰：按摩勿释，出针视之，曰我将深之，适人必革，精气自伏，邪气散乱，无所休息，气泄腠理，真气乃相得。"通过针刺补泻肺之经隧（别络）以期达到气的适中平和，杨上善注："经隧者，手太阴之别，从手太阴走手阳明，乃是手太阴向手阳明之道，故曰经隧。隧，道也。欲通脏腑阴阳，故补泻之，皆取其正经别走之络也。"[1]另一方面，刺"气微"（气稍偏胜之微病）则示针于病人告之将刺，病人受恐精气潜入，邪气散乱无居，正复而邪退。关于为何十二经脉独取肺经，在《素问·调经论》篇首俱以言明，其本由在于"气"为"肺"之所藏，肺有主司调控一身之气的功能，经云："夫心藏神，肺藏气，肝藏血，脾藏肉，肾藏志，而此成形。志意通，内连骨髓而成身形五脏。五脏之道，皆出于经隧，以行血气。血气不和，百病乃变化而生，是故守经隧焉。"

2. 补泻荣卫和气法

《内经》中还有一种补泻荣卫和气法，即主要通过对针刺深浅的控制来实现对气的补泻。《灵枢·终始》曰："一方实，深取之，稀按其痏，以极出其邪气。一方虚，浅刺之，以养其脉，疾按其痏，无使邪气得入……脉实者深刺之，以泄其气；脉虚者，浅刺之，使精气无写出，以养其脉。"提出深刺为泻法，浅刺为补法。《难经·七十六难》曰："当补之时，从卫取气；当泻之时，从荣置气。"[2]《针灸大成》解释为："补则从卫取气，宜轻浅而针，从其卫气随之于后，而济益其虚也。泻则从荣，弃置其气，宜重深而刺，取其荣气迎之于前，而泻夺其实也。"[3]明确指出浅刺可以济益卫气之虚，深刺则泻夺荣气之实。一般而言，实证用深刺法，刺激脏腑经络内在正气，提高机体御邪能力，将

先秦两汉「和」思想与《内经》理论建构

---

① 唐·杨上善. 黄帝内经太素. 北京：中医古籍出版社，2017.

② 尚志钧，翟双庆. 中医八大经典全注. 北京：华夏出版社，1994.

③ 明·杨继洲. 针灸大成. 沈阳：辽宁科学技术出版社，1997.

邪气驱出；虚证用浅刺法，振奋在表之卫气，加强其固表能力，勿使正气外泄，因而增加体内正气，养其脉而达到补虚的目的。

《灵枢·阴阳清浊》亦言："清者其气滑，浊者其气涩，此气之常也。故刺阴者，深而留之；刺阳者，浅而疾之。"其中"清者"即指荣气，"浊者"指卫气。又云："清者注阴，浊者注阳……阴清而阳浊。"《灵枢·营卫生会》亦曰："谷入于胃，以传与肺，五脏六腑，皆以受气，其清者为营，浊者为卫。"但"清者其气滑，浊者其气涩"之句似应作"浊者其气滑，清者其气涩"。因浊之卫气运行相较清之荣气更加滑利。如《素问·痹论》："卫者水谷之悍气也，其气慓疾滑利。"《灵枢·营卫生会》亦曰："卫气……此气慓悍滑疾。"故刺阴调荣气宜深而留之，刺阳调卫气宜浅而疾之，以恢复荣卫之气的谐和运行。

3. 留针刺血和血法

《内经》就调和血之虚实而言，血实则泻肝经充盛之络脉，血虚则留针于肝之虚络脉以待其充盛。

血有余则多怒，血不足则善恐。《素问·调经论》："血有余则怒，不足则恐，血气未并，五脏安定，孙络水溢，则经有留血。"肝藏血，血实则肝气实，血虚则肝气亦虚，故《灵枢·本神》有云"肝藏血，血舍魂。肝气虚则恐，实则怒"。针对血有余之实证，应寻其"盛经"放出血，此处"盛经"指肝之血脉（络脉）充盛者。针对血不足之虚证，应留刺于肝经之络脉虚者，待到血脉充盛，疾速出针，注意勿使血液溢出。《素问·调经论》："血有余则泻其盛经，出其血；不足则视其虚经，内针其脉中，久留而视，脉大疾出其针，无令血泄。帝曰：刺留血奈何？岐伯曰：视其血络，刺出其血，无令恶血得入于经，以成其疾。"笔者按：针刺穴位的功效在于调摄经气，其并不具备直接补血的功效。今文中讲血虚者留针于虚络以待血充，究其奥秘所在原因有二：一是气血同源而互化，通过留针补气，使气充盛而血亦随之充盛；二是血液的生成有赖于脏腑之气化功能的正常发挥，即通过补气使气充盛而促进脏腑气化功能发挥而血液化生有源。

二、祛瘀通络和气血

1. 祛瘀生新和气血

气血运行之协和通畅是气血调和之具体体现，病理条件下或由于外邪侵袭，或起于气血亏虚，均可导致气血瘀滞，继而影响气血运行的和畅，二者常互为因果，相携而至。因此，对瘀血病证的治疗，提出应疏通经络调节气血，这也是《内经》治瘀的总则。① 《素问·至真要大论》："疏其血气，令其调达，而致和平。"针对瘀血阻滞，新血不生而导致气血失和之血枯病，《内经》采用四乌鲗骨一藘茹丸祛瘀生新以调和气血。《内经》所述"血枯"一病，即由于气血耗损而致瘀血内生所致，《素问·腹中论》："帝曰：有病胸胁支满者，妨于食，病至则先闻腥臊臭，出清液，先唾血，四支清，目眩，时时前后血，病名为何？何以得之？岐伯曰：病名血枯。此得之年少时，有所大脱血，若醉入房中，气竭肝伤，故月事衰少不来也。帝曰：治之奈何？复以何术？岐伯曰：以四乌鲗骨一藘茹二物并合之，丸以雀卵，大如小豆，以五丸为后饭，饮以鲍鱼汁，利肠中及伤肝也。"女子有病，症见胸胁胀满不可进食、发病之时则闻其有"腥臊"之臭味（马莳注："《金匮真言论》论肝其臭臊，论肺其臭腥。"笔者按：《素问·调经论》言"肺藏气，肝藏血"，今复言肝臭臊而肺臭腥，若以此论当为气血失和之证）、口吐清水、吐血、四肢寒冷、两眼发眩。该病起于年少时有过大出血，血虚而气弱（血为气之母，血能养气，血少而气失所养；血能载气，血脱而气亦随之流失）；或由于醉酒继而行房事，中气耗竭，肝伤而血枯。上述两条皆为气血亏虚之候，故肝脉失充，而月经不至。方选四乌鲗骨一藘茹丸，将墨鱼骨与茜草按 4∶1 的比例与麻雀蛋混合在一起制以丸剂，如小豆大小，饭后服用，用鲍鱼汤送下。止于此，若将"血枯"一病仅仅定义为气血虚少之候，难免有断章取义之嫌。其原由有二：一者，本节病机之解读并不全面，对于胸胁支满、唾血、四支

---

① 杨东鹰，张增峰 . 从《黄帝内经》理论探讨瘀血的辨证论治 . 时珍国医药，2012（7）：
　　1838–1839.

清等症并未详释其原由，并且此类症状并非气血亏虚之表现，恐为年岁久远而遗失不全；二者据节尾所附四乌鲗骨一藘茹之方而言其并未具备补益气血之功，却有消散瘀血之效。王冰说："按古本《本草经》云乌鲗鱼骨、藘茹等并不治血枯，然经法用之，是攻其所生所起尔。夫醉劳力以入房，则肾中精气耗竭。月事衰少不至，则中有恶血淹留。精气耗竭，则阴痿不起而无精。恶血淹留，则血痹着中而不散。故先兹四药用人方焉。古《本草经》曰："乌鱼骨，味咸冷平无毒，主治女子血闭。藘茹，味辛，寒平，有小毒。主散恶血。"① 综上所述，"血枯"实则为虚实错杂之病，盖先因气血耗伤而成气虚血缓，日久则致气血瘀滞，新血不生。因此，本病治疗的关键并不在于补益气血，而是祛瘀生新，故采用四乌鲗骨一藘茹方以消散瘀血，继而达到祛瘀生新之效。

2. 通调五络和气血

针对五脏络脉气血瘀滞而致气血失和之尸厥病的治疗，《内经》采用左角发酒以调和气血。

邪客于五脏之络，导致五脏之络脉气血瘀滞而成尸厥病。症见经脉犹动而形体却无知觉，状若死尸。王冰说："言其卒冒闷而如死尸，身脉犹如常人而动也。以是从厥而生，故或曰尸厥。"尸厥病之病位在"络脉"，相对于"经脉"病而言病势本应轻缓，然而，今五脏之"络脉"皆受邪气侵袭，病变范围广而致病势急重。治疗之时选用《内经》十三方之左角发酒，将患者左侧头角上一寸见方的头发剃下，烧制成粉末，伴以美酒一杯送服。左侧头角之部位为五脏络脉络属之处，其发受五脏气血所养而化生，兼俱五脏气血之精华，服之通调五脏络脉瘀滞。酒性发散，专行血脉有通行气血之妙。二者合用，通调五脏络脉，则尸厥得愈。《素问·缪刺论》："邪客于手足少阴、太阴、足阳明之络，此五络皆会于耳中，上络左角，五络俱竭，令人身脉皆动，而形无知也，其状若尸，或曰尸厥……剃其左角之发，方一寸燔治，饮

---

① 唐·王冰.重广补注黄帝内经素问.北京：中医古籍出版社，2015.

以美酒一杯，不能饮者，灌之，立已。"

此外，在《史记·扁鹊传》中亦有关于尸厥病的医案记载，其中扁鹊对"尸厥"病病机的论述为："夫以阳入阴中，动胃缠缘，中经维络，别下于三焦、膀胱，是以阳脉下遂，阴脉上争，会气闭而不通，阴上而阳内行，下内鼓而不起，上外绝而不为使，上有绝阳之络，下有破阴之纽，破阴绝阳，色废脉乱，故形静如死状。太子未死也。夫以阳入阴支阑藏者生，以阴入阳支阑藏者死。凡此数事，皆五脏蹷中之时暴作也。良公取之，拙者疑殆。扁鹊乃使弟子子阳砺针砥石，以取外三阳五会。有间太子苏，乃使子豹为五分之熨，以八减之齐和煮之，以更熨两胁下。太子起坐，更适阴阳，但服汤二旬而复故。"扁鹊过虢国，听闻虢国太子病亡，在询问中庶子太子之病情后判定太子未死而是患了尸厥病，扁鹊令弟子"砺针砥石"以刺"三阳五会"（即百会穴），用"五分之熨"（熨烫法）、"八减之齐"的方法，使太子康复。

三、顺天行气和气血

痹证之"痹"最早见于《内经》，除了《素问·痹论》和《灵枢·周痹》对其有专门论述外，其他篇幅也多处提及。"痹"字在《内经》中出现 169 次，其中以痹命名的病证有 20 余个。其主要可分为三类：一是按脏腑部位划分，如心痹、肺痹、肠痹等；二是按机体层次划分，如皮痹、筋痹、骨痹等；三是按外感病邪性质划分，如行痹、痛痹、着痹等。"痹"者，气血痹阻不通也。《内经》认为，气血失和、复感邪气是痹证发病的重要内在因素。《灵枢·贼风》："皆尝有所伤于湿气，藏于血脉之中、分肉之间，久留而不去。若有所堕坠，恶血在内而不去，卒然喜怒不节，饮食不适，寒温不时，腠理闭而不通。其开而遇风寒，则血气凝结，与故邪相袭，则为寒痹。"而痹证治疗的关键在于"从其气"，即调和气血以恢复其运行的谐和。

1. 依月相定痏数法

《素问·缪刺论》："凡痹往来、行无常处者，在分肉间痛而刺之，以月死生为数。用针者随气盛衰以为痏数，针过其日数则脱气，不及日数则气不泻。左刺右，右刺左。病已，止。不已，复刺之如法。月生一日一痏，二日二痏，渐多之。十五日十五痏，十六日十四痏，渐少之。"本节主要阐述的是行痹的针刺治疗方法，行痹的特点在于疼痛部位游走不定。《素问·痹论》有云："风气胜者为行痹。"其外感之邪主要以风邪为主，故又有风痹之称。就其具体治疗方法而言，应以痛点为穴针刺之，而针刺的频数则应依据月相之变化，即一月之内自初一至十五为"生月"之时，人体气血随之渐旺，针刺的频数亦随之逐渐增加，初一刺一次，初二则增至两次，依次类推。至于十五月圆之时则刺十五次，此时气血最盛，针刺的频数亦属之最多。自十六日至月末为"月死"之时，人体气血随之渐衰，针刺的频数亦随之逐渐减少，十六日刺十四次，十七日则减之十三次，依次递减。左病刺右，右病刺左。

2. 针刺温熨法

药熨法是针对寒邪侵袭而致气血失和之寒痹。其功用在于温通气血，驱散寒邪以恢复气血的调和。《灵枢·寿夭刚柔》"黄帝曰：刺寒痹内热奈何……用淳酒二十升，蜀椒一升，干姜一斤，桂心一斤，凡四种皆咀，渍酒中……每渍必晬其日，乃出干。干，并用滓与绵絮，复布为复巾，长六七尺，为六七巾，则用之生桑炭炙巾，以熨寒痹所刺之处，令热入至于病所。寒，复炙巾以熨之，三十遍而止。汗出，以巾拭身，亦三十遍而止。起步内中，无见风。"药熨法的制备及其考究，首先选取蜀椒、干姜、桂心各一斤，并将药物用嘴嚼碎，然后置于盛有二十升酒的容器中。再将棉絮一斤，细白布四丈放入容器中。容器盖用湿泥密封，不可泄气。此时将准备好的容器置于燃烧的马粪中煨上五天五夜，取出棉絮、细白布暴晒使其干燥，将干燥的棉絮白布再放于酒中一昼夜使其吸干酒液，再取出暴晒。将纱布缝制成六七个六七尺长的夹带，将干燥的棉絮与容器中的药渣放入袋中，把做好的夹带放在生桑炭火上烤热，将其敷在身体疼痛的部位，连续敷三十次。热敷的时候，身体出汗亦需用夹带擦拭，也是三十次。需要注意的是，治疗的时候不能见风。笔者按：药熨法制备所选四物：醇酒、桂心、干姜、蜀椒，其性均热而属阳，五天五夜之火煨使得敷料尽收药物之精华（醇酒走蹿之性及药物温热之性），使其具有较强的温阳散寒渗透之功效。本方针对的是寒痹的治疗，寒痹的病机为外寒侵袭而致气血失和。药熨法外能驱散寒气，内能促行营卫，使寒邪去，气血和，而寒痹自消。

第五节　和营卫之法

《内经》将循行人身、周而复始的精气以营、卫命名，分别称为营气、卫气，简称为营卫。营之为意，指如环无端，运行不止，卫有环绕之义。营卫相随，周流而不息。《灵枢·营卫生会》："营在脉中，卫在脉外，营周不休，五十而复大会。阴阳相贯，如环无端。卫气行于阴二十五度，行于阳二十五度，分为昼夜，故气至阳而起，至阴而止。"生理上营卫有着共同的生化本原——皆由脾胃运化水谷所化生，"人受气于谷，谷入于胃，以传与肺，五脏六腑皆以受气。其清者为营，浊者为卫。"其中"精专"部分为营气，通过肺的主气和朝百脉作用注入血脉，依附于血，循行全身。其中"慓悍"部分为卫气，通过心的温化和肺的宣发，分布于血脉之外，与营气相随而行，周流全身。

营卫之和是以营卫之气充盛为前提，所体现的营卫运行之动态、协调、有序的谐和关系。《灵枢·营卫生会》："上焦出于胃上口，并咽以上，贯膈而布胸中，走腋，循太阴之分而行，还至阳明，上至舌，下足阳明，常与营俱行于阳二十五度，行于阴亦二十五度，一周也，故五十度而复大会于手太阴矣。"纵览《内经》全篇，导致营卫失和的因素主要有两方面：一是经络阻滞，营卫不畅而失和；二是化源不足，营卫气虚而失和。前者多由外邪侵袭扰乱营卫运行所致，后者多为年老体弱生化匮乏所引起。

一、刺灸相配和营卫

《素问·生气通天论》曰:"因于露风,乃生寒热。"《素问·脉要精微论》曰"风成为寒热",风邪侵袭机体会导致寒热病。风邪引起寒热病的机理与临床症状,《素问·风论》言:"风气藏于皮肤之间,内不得通,外不得泄。风者,善行而数变,腠理开则洒然寒,闭则热而闷。其寒也,则衰食饮;其热也,则消肌肉。故使人怢栗而不能食,名曰寒热。"《素问·骨空论》又言:"风从外入,令人振寒,汗出头痛,身重恶寒。"综合来看,风邪侵袭机体引起寒热病的核心病机在于人体营卫之气运行的失调。对其治法,《素问·骨空论》曰:"调其阴阳,不足则补,有余则泻。"此处"调其阴阳",即调和营卫之义。具体方法,《素问·骨空论》曰:"大风颈项痛,刺风府,风府在上椎。大风汗出,灸譩譆,譩譆在背下侠脊傍三寸所,厌之令病者呼譩譆,譩譆应手……脇络季胁引少腹而痛胀,刺譩譆。腰痛不可以转摇,急引阴卵,刺八髎与痛上,八髎在腰尻分间。"根据症状,采用刺灸相配的方法。针刺主要刺督脉头颈部和足太阳经腰背部的腧穴,盖卫气白昼之行,始于头目与足太阳。《灵枢·卫气行》:"是故平旦阴尽,阳气出于目,目张则气上行于头,循项下足太阳,循背下至小趾之端。"刺此二经,可以调节卫气运行。

营卫失调寒热病的灸法除灸足太阳经譩譆穴外,《素问·骨空论》还提出了非常复杂的操作。其文曰:"灸寒热之法,先灸项大椎,以年为壮数。次灸橛骨,以年为壮数。视背俞陷者灸之,举臂肩上陷者灸之,两季胁之间灸之,外踝上绝骨之端灸之,足小指次指间灸之,腨下陷脉灸之,足外踝后当灸,缺盆骨上切之坚痛如筋者灸之,膺中陷骨间灸之,掌束骨下灸之,齐下关元三寸灸之,毛际动脉灸之,膝下三寸分间灸之,足阳明跗上动脉灸之,巅上一灸之……凡当灸二十九处。"即首先灸大椎穴,其次灸骶骨(长强穴),二者所灸壮数以患者年龄而定,如三十岁便灸三十壮。背部脏腑之俞穴若有凹陷当灸;双臂上举,肩上凹陷处当灸;两季肋间无肋骨处当灸;足外踝的上部,腓骨上当灸；足小趾与次趾间当灸；踹下（小腿肚）陷凹处的当灸；足外踝的后面当灸；缺盆骨上扶之坚韧像筋一样的部位当灸；两膺之间凹陷的骨当灸；手掌的横骨之下当灸；脐下三寸之关元穴当灸；毛际动脉之气街穴当灸；膝下三寸肌肉间当灸；足阳明胃经脉在脚背上搏动之脉当灸；头顶上之百会穴当灸等，总共应当灸的部位有二十九处。此外，伤食而发为寒热的亦可施灸。若不愈，应审视其经脉所过，阳邪所盛之处，多刺其俞穴以泻之，针灸的同时还应内服药物。

总而言之，其要点有三：一是"寒热同治"。寒热病起于营卫失和、阴阳偏失，但其类不一，或以热为主，或以寒为甚，或为寒热并重，亦或是寒热俱虚。但《内经》所论寒热病之灸法却未有划类列型，分而治之。究其奥秘所在，即"灸法"具有双向调节之妙。正如《医学入门》所言："虚者灸之，使火气以助元气也；实者灸之，使实邪随火气而发散也；寒者灸之，使元气之复温也；热者灸之，引郁热之气外发。"[1] 更有学者指出，"灸"具有良性调节作用，能使两种不同的病理现象向相反的方向转化。[2] 笔者认为，灸法之所以具备双向调节作用，在于其对于人体脏腑、经络、气血等功能的激发促进作用，促使机体生理功能恢复，正气得复，正胜而邪退，正气之激发鼓舞之效犹如沙场之擂鼓，战场之军号。二是"先后有序"，寒热病之灸法，需灸二十九个不同的穴位与部位，但所灸之壮数，先后之顺序，却有差异。大椎和橛骨均要求以年龄为壮数，其余之穴与部位却未申明，主次关系显而易见。再者，就大椎与橛骨所灸顺序而言，强调先灸大椎，次灸橛骨，先上而后下，先阳而后阴。三是"据部定治"。与刺法不同的是灸法并不仅只是依据穴位之定位而治，更多强调于所灸之部，如《素问·骨空论》："视背俞陷者灸之，举臂肩上陷者灸之，两季胁之间灸之……毛际动脉灸之。"总之，刺法所治为点，而灸法所疗为面。

先秦两汉「和」思想与《内经》理论建构

① 明·李梴著，田代华，张晓杰等点校.医学入门.北京：人民卫生出版社，2017.
② 虞成英.略谈"灸"的双向调节作用.江苏中医杂志，1985（2）32-33.

二、引卫入阴和营卫

不寐是以经常不能获得正常睡眠为特征的一类病证。《内经》中所述不得卧、目不瞑、卧不安等均属于不寐的范畴。生理状态下，营卫之气不失其序，运行有度，昼行于阳则"寤"，夜行于阴而"寐"，是维持正常睡眠的前提。《灵枢·营卫生会》："荣卫之行，不失其常，故昼精而夜寐。"《内经》认为，营卫不和是不寐发生的症结所在，其主要分为两个方面：一是脾胃虚弱，引起营卫生化乏源而导致卫不入阴；二是外邪侵袭，引起营卫运行不畅而导致卫不入阴。因此，治疗不寐症的关键在于引卫入阴。

1. 针阴阳跷脉法

《灵枢·邪客》："卫气者，出其悍气之慓疾，而先行于四末、分肉、皮肤之间而不休者也。昼日行于阳，夜行于阴，常从足少阴之分间，行于五脏六腑。今厥气客于五脏六腑，则卫气独卫其外，行于阳，不得入于阴。行于阳则阳气盛，阳气盛则阳跷陷；不得入于阴，阴虚，故目不瞑。"白昼卫气行于阳（肌表），至夜卫气当入于阴（五脏），今厥逆之气侵袭五脏，格拒卫气于外，使其不得内入于阴而留滞于阳，阳跷脉盛而阴跷脉虚，这是导致不寐形成的机理所在。就其治则而言，在于补虚泻实，引卫入阴。在此原则的基础上，先施以针刺治疗，再施以药物治疗。《灵枢·邪客》："补其不足，泻其有余，调其虚实，以通其道而去其邪。"针刺治疗方面，用泻法针刺阳跷脉之照海穴，用补法针刺阴跷脉之申脉穴。张介宾说："补其不足，即阴跷所出，足少阴之照海也；泻其有余，即阳跷所出，足太阳之申脉也。泻阳跷脉以驱滞留之卫气，补阴跷脉以引动卫气，补泻兼施而引卫入阴。"[①]

2. 半夏秫米汤法

针对营卫之气虚弱，卫不入阴而致的失眠则运用《内经》十三方之一的半夏秫米汤，以调和脾胃，引卫入营。秫米色黄属土入脾胃，

---

① 明·张介宾.类经.北京：中华书局，2016.

有补益脾胃之功；半夏辛燥而温主入脾胃，能行水湿，降逆气。二者合用，使脾胃和而营卫生化有源。此外，半夏还具有引卫入营的独特功效。《灵枢·邪客》："饮以半夏汤一剂，阴阳已通，其卧立至。黄帝曰：善。此所谓决渎壅塞，经络大通，阴阳和得者也。愿闻其方。伯高曰：其汤方以流水千里以外者八升，扬之万遍，取其清五升煮之，炊以苇薪，火沸，置秫米一升，治半夏五合，徐炊，令竭为一升半，去其滓，饮汁一小杯，日三，稍益，以知为度。故其病新发者，覆杯则卧，汗出则已矣；久者，三饮而已也。"《温病条辨》："半夏逐痰饮和胃，秫米秉燥金之气而成，故能补阳明燥气之不及，而渗其饮，饮退则胃和，寐可立至。"[1] 本方以调和阴阳为主旨用治不寐病证的立意，对后世临床治疗产生了极大影响。历代医家在本方基础上，演绎化裁，创制了许多治疗不寐一类病证的方剂，如《千金方》中的千里流水汤、温胆汤等均以此方为祖方。调和阴阳的治疗和立方也广为后世医家所宗。笔者按：中药汤剂的煎煮方法与其在临床中的疗效关系密切，本方的煎煮水液选材颇为考究——取流水千里以外者八升，扬之万遍。究其奥秘所在，在于取其流动不息之性，水流千里者常动而不息，今又使之扬以万遍而动势更甚也。取流水流动不息之性以纠其卫气郁滞之态，此其欲也。李中梓说："千里流水，取其流长源远，有疏通下达之意。"[2] 现代科学研究认为，处于流动、撞击状态的水，其亚硝酸盐含量较低，水的活性较高。而长期静止的水，其亚酸盐含量较高，水的活性较低。总而言之，以上所述正是体现了中医学的"取象类比"思想，而现代科学的研究则更加印证了其科学性与实用性，对于吾辈而言，确有使其发煌古义，以俾新用之责。

三、调胃理气和营卫

胃受水谷以化生为气，其气所包含者营卫也，故营卫之气之源头在于胃，因此《内经》认为调治胃气是调和营卫之根本。《灵枢·刺节

① 清·吴瑭.温病条辨.北京：人民卫生出版社，2005.
② 明·李中梓.内经知要.北京：中国医药科技出版社，2016.

真邪论》："用针之类，在于调气，气积于胃，以通营卫，各行其道。"

"胀"病是指因外邪侵袭而导致营卫气机失调所引起的机体胀闷不舒、痞塞疼痛为表现的一类疾病。《灵枢·胀论》："卫气之在身也，常然并脉循分肉，行有逆顺，阴阳相随，乃得天和，五脏更始，四时循序，五谷乃化。然后厥气在下，营卫留止，寒气逆上，真邪相攻，两气相搏，乃合为胀也。"《内经》将营卫相随、不失其序、动态谐和的生理状态称之为"得天和"。马莳说："卫气之行于人身，昼行于阳经，夜行于阴经，并脉循分肉而行出入之间，自有逆顺，乃得天和。"[①] 而病理状态下，由于外邪侵袭，厥气自下逆而犯上，扰乱营卫之正常运行的规律，正气（营卫之气）与邪气相搏结，由此而形成"胀"病。就其总的治疗原则而言，《内经》认为应根据营卫运行的顺逆规律继而"补虚泻实"，以达到"神归其位，久塞其空"的健康平衡状态。《灵枢·胀论》："凡此诸胀者，其道在一……补虚泻实，神归其室，久塞其空，谓之良工。"

1. 针足三里法

营卫之气出于中焦，由脾胃化生，营卫气运行与脾胃关系密切，而足三里为胃经俞穴，因此针刺足三里便可以调卫气，从而实现调胃理气和营卫之功效。《灵枢·刺节真邪论》："用针之类，在于调气，气积于胃，以通营卫，各行其道。"

肤胀的发病是由于寒邪客于皮肤，挫伤卫气，卫气溃败离位，入于脉中与营气相搏结。其临床表现为全身肿胀，扣之如鼓，皮肤变厚，腹大，按而不起。《灵枢·水胀》："肤胀者，寒气客于皮肤之间，箜箜然不坚，腹大，身尽肿，皮厚，按其腹，窅而不起，腹色不变，此其候也。"《灵枢·胀论》："卫气并脉循分为肤胀。"箜箜：象声词，《甲乙经》作"殻殻"，即擂鼓之声。就其治疗方法而言，《内经》指出无论虚实与否应首当疾泄足三里。《灵枢·胀论》："三里而泻，近者一下，远者三下，无问虚实，工在疾泻。"笔者按：前文论及胀病之治疗原则

① 明·马莳著，孙国中，方向红点校.黄帝内经素问注证发微.北京：学苑出版社，2005.

在于"补虚泻实"，此处所言肤胀"无问虚实，工在疾泻"，初探两者之间似若南辕北辙而不相谋和，实则不然。"无问虚实，工在疾泻"是针对胀病初期，正气未衰，故当"疾泻"而勿使病邪深入，病情加重。但病程长短不一，人之正气强弱且有差异，临证所见必有虚实之分，固不可拘泥于"疾泻"一词，而无视正气之羸弱，以犯虚虚实实之误而误人性命。此外，还需要指出的是，此处言"三下"并非机械地指代针刺三次，其言指次数多也，而无所定指。

对于脏腑所发不同胀病的症状表现，《内经》有较详细的描述。《灵枢·胀论》："夫心胀者，烦心短气，卧不安。肺胀者，虚满而喘咳。肝胀者，胁下满而痛引小腹。脾胀者，善哕，四肢烦悗，体重不能胜衣，卧不安。肾胀者，腹满引背央央然，腰髀痛。六腑胀：胃胀者，腹满，胃脘痛，鼻闻焦臭，妨于食，大便难。大肠胀者，肠鸣而痛濯濯，冬日重感于寒，则飧泄不化。小肠胀者，少腹胀，引腰而痛。膀胱胀者，少腹满而气癃。三焦胀者，气满于皮肤中，轻轻然而不坚。胆胀者，胁下痛胀，口中苦，善太息。"进而又言明其治疗原则，在明悉营卫的运行顺逆的基础上然后补虚泻实，以恢复营卫运行之正常有序的生理状态。就其具体针刺方法而言，遍寻《内经》却无只言片语之述，但在《甲乙经》中却有较为详细的记载。依据脏腑胀病的不同，其选穴之规律亦有差别。五脏胀多选取五脏俞穴，而六腑及三焦胀者多选取其对应之募穴。并指出足三里为胀病之要穴，脏腑胀病均可取之。经云："心胀者，心俞主之，亦取列缺……胆胀者，阳陵泉主之。五脏六腑之胀，皆取三里。三里者，胀之要穴也。"[1]

2. 鸡矢醴法

鼓胀是以腹部胀满，全身色青黄肿大，腹部青筋显露为表现的一种疾病。《灵枢·水胀》："鼓胀何如？岐伯曰：腹胀身皆大，大与肤胀等也，色苍黄，腹筋起，此其候也。"其治疗宜选用《内经》十三方之一的鸡矢醴，下气除满，以通营卫。《素问·腹中论》："黄帝问曰：有

---

① 晋·皇甫谧.针灸甲乙经.北京：中国医药科技出版社，2018.

病心腹满，且食则不能暮食，此为何病？岐伯对曰：名为鼓胀。帝曰：治之奈何？岐伯曰：治之以鸡矢醴，一剂知，二剂已。帝曰：其时有复发者，何也？岐伯曰：此饮食不节，故时有病也。虽然其病且已，时故当病，气聚于腹也。"酒性走蹿，其势趋下，酒入于胃有降逆胃气之功效。《灵枢·营卫生会》："酒者，熟谷之液也，其气悍以清，故后谷而入，先谷而液出焉。"而鸡应卦象风木，风者善行，木者条达，有舒畅调达脾胃之功效，而鸡矢者为鸡之精华所在，其效更甚。张志聪说："鸡矢，取鸡屎上之白色者，鸡之精也。鸡属阳明秋金，在卦配巽风木。此乃脾土艰于运化，以致胀满不食，风木制化土气。"[1] 因此，二者合用疏通胃气，调达脾土，以通行气血。

第六节　和情志之法

情志之和，即情志的和畅、平和。情志是人体对于外界客观事物和刺激所做出的反应，正常情况下对人体是无害的。《素问·阴阳应象大论》："人有五脏，化五气，以生喜、怒、悲、忧、恐。"《素问·气交变大论》："有喜有怒，有忧有丧……此象之常也。"当强烈或是持久的精神刺激作用于人体，超出其承受调节范围则可导致情志失常变生疾病，继而伤及五脏。《素问·举痛论》："怒则气逆，甚则呕血及飧泄，故气上矣。"《灵枢·口问》："悲哀忧愁则心动，心动则五脏六腑皆摇。"《素问·阴阳应象大论》："暴怒伤阴，暴喜伤阳。厥气上形，满脉去形，喜怒不节，寒暑过度，生乃不固。"因此，促使情志的和畅、平和是维持身心健康的重要条件。如前所述，著者认为"外物"与"内心"是决定情志调和的两大主要因素：一是外界刺激的和缓、适度，即不能

---

① 清·张志聪著，郑林主编.张志聪医学全书.北京：中国中医药出版社，1999.

超过人体所能承受刺激量的阈值；二是个人心灵世界的和缓、平和，言指身心健康基础上所表现的情志平和及其承受外界刺激的能力。

一、语言开导和情志

语言开导法是针对影响疾病的精神心理因素，通过医生的言情述理、劝慰开导，以消除患者错误的认知与不良的心理状况，使其恢复健康平和的心理状态而达到治疗疾病的目的。此法与现代医学认知疗法有很大的相似性。《灵枢·师传》："且夫王公大人，血食之君，骄恣纵欲，轻人而无能禁之，禁之则逆其志，顺之则加其病，便之奈何？治之何先？岐伯曰：人之情莫不恶死而乐生，告之以其败，语之以其善，导之以其所便，开之以其所苦，虽有无道之人，恶有不听者乎？"对于骄奢放纵而无所节制的"权贵"，应采用"说理开导"的方法对其进行治疗。具体分为四个方面：一是"告知以其败"，此处包含两层意思，首先是向患者言明疾病自身发展危害，再者告诉患者不遵从医生劝告所带来的危害，从而迎合其"喜生而恶死"之心理；二是"语之以其善"，即告诉患者听从医生劝告所带来的益处；三是"导之以其所便"，即告知患者治疗疾病所应该遵循的方法及注意的事项；四是"开之以其所苦"，即使患者表达宣泄其焦虑、恐惧等消极情绪，以缓解释放其心理压力。

金代的名医张子和对于《内经》"说理开导"理论进行了巧妙的运用，《儒门事亲·指风痹痿厥近世差玄说二》云："顷西华季政之病寒厥，其妻病热厥，前后十余年。其妻服逍遥十余剂，终无寸效。一日，命余诊之，二人脉皆浮大而无力。政之曰：吾手足之寒，时时渍以热汤，渍而不能止。吾妇手足之热，终日以冷水沃而不能已，何也？余曰：寒热之厥也，此皆得之贪饮食，纵嗜欲。遂以《素问·厥论》证之。政之喜曰：《内经》真圣书也，十余年之疑，今而释然，纵不服药，愈过半矣。"[1]笔者按：张子和使病人明确知晓了病因，再引以经典使患

———————————
①金·张子和.儒门事亲.北京：人民卫生出版社，2005.

者信服，解除其心理负担，让病人树立战胜疾病的信心。另一方面结合药物进行治疗，从而达到事半功倍的效果。

二、祝说病由和情志

"祝由"系祝说疾病原由，属于中医学心理治疗的范畴。"祝由"一词首见于《素问·移精变气论》："古之治病，惟其移精变气，可祝由而已。今世治病，毒药治其内，针石治其外。"《内经》认为上古"恬惔"之世，其人效法阴阳、和与四时，外无形体之劳，内无情志之患，身体与内心都很健康，故虽有外邪侵袭，但却不易入里，病势较为轻浅，因此采用"移精变气"的"祝由"疗法即可治愈。而今世却皆为相反，因此导致"身心俱劳"、内忧外患的人体状态，此时只可依赖于针石、毒药的治疗手段。《素问·移精变气论》："往古人居禽兽之间，动作以避寒，阴居以避暑，内无眷暮之累，外无伸宦之形，此恬惔之世，邪不能深入也。故毒药不能治其内，针石不能治其外，故可移精祝由而已。而当今之世不然，忧患缘其内，苦形伤其外，又失四时之从，逆寒暑之宜。贼风数至，虚邪朝夕，内至五脏骨髓，外伤空窍肌肤，所以小病必甚，大病必死，故祝由不能已也。"《内经》所谓"上古"相当于整个原始社会，即从远古到公元前2000多年的夏王朝。[①]在原始社会，由于生产力与生产方式的落后，进而形成了以血缘亲族为纽带的社会关系基础，劳动上分工协作，经济上采取平均主义分配法，同性别、同龄的人有着相同的社会地位，在这种人人平等的社会环境下很容易产生平静、安和的心理状态。原始社会末期，随着生产方式的改变，生产力的提高，出现了剩余产品，个体劳动取代集体劳动，阶级与剥削就随之出现，贫富出现两极分化，以血亲为纽带的社会关系被打破，随之而来的是部落族群间的纷争加剧，国家的统治机器便应运而生——周王朝建立。而《内经》所谓之"今世"应是自周王朝建立至《内经》所成书的秦汉之际。在这一时期，民族的融合必

---

① 阎晓天，李雁.《内经》所述上古人寿命初考.国医论坛，1988（1）：48.

将伴随着无所休止的战争，统治阶级的强化扩充一定程度上压缩了作为底层人民的生存空间，处于被统治阶级的底层人民受到了战争以及压迫的双重伤害。在这社会环境下，无论是内心与躯体都不可能保持平和健康的状态。因此，从时代背景出发重新审视《内经》的崇古思想亦具有一定的现实意义。此外，需要指出的是《内经》所推崇"上古"的无为而治精神，一定程度上受到了道家思想的影响。

对于"祝由"治疗疾病的机理所在，《内经》做了科学的解读。《内经》认为，所谓鬼神所犯皆来自病人错误的自我感知，突然发病是由于旧的邪气伏藏于人体，因情志的失调而触发。巫者治病亦是知晓其疾病的真实由来而并非为鬼神作祟，因此采取"祝由"的方法，调和病人的情绪，促使其情志恢复平和，则"鬼神"自消。《灵枢·贼风》："黄帝曰：今夫子之所言者，皆病人之所自知也。其毋所遇邪气，又毋怵惕之所志，卒然而病者，其故何也？唯有因鬼神之事乎？岐伯曰：此亦有故邪留而未发，因而志有所恶，及有所慕，血气内乱，两气相搏。其所从来者微，视之不见，听而不闻，故似鬼神。黄帝曰：其祝而已者，其故何也？岐伯曰：先巫者，因知百病之胜，先知其病之所从生者，可祝而已也。"笔者按：从本段论述可以看出，巫者一定程度上是知晓医理的，其运用鬼神之说亦只是为了祛除患者的心理负担。而这种独特的治疗方法是基于患者主观要求与客观实际出发，其本质与目的都是好的。这与传统观念上我们所理解的装神弄鬼、欺骗钱财的巫术是不同的。在人类历史进程中，在科学发展的蒙昧阶段，人类对于自然的崇拜与未知是鬼神之说兴起的社会基础，在特定的社会背景下"祝由"的存在有其必然性。《内经》对于当时社会巫医杂糅的现状，并不是一味反对与排斥，而是进行了扬弃。一方面对于通晓医理且合理适当应用"祝由"之术以治疗患者疾患的巫医是肯定且支持的，另一方面对于迷信于鬼神之术而拒绝使用科学的医学理论进行治疗的巫者是否定唾弃的，故《素问·五脏别论》有云："拘于鬼神者，不可与言至德。"

综上所述，对于"祝由"的机理及适应证，《内经》都做了详细的论述。但对于"祝由"的具体操作实施方法，纵览《内经》全文却不着笔墨，这与汉代的巫风文化盛行形成强烈的反差。现阶段研究表明，最早有关祝由术的文字记载可以追溯到殷商时期的甲骨文，至于《内经》成书的西汉中晚期，在这1000余年间，有关祝由的记载论述颇多，《韩诗外传·卷十》云："上古医曰茅父，茅父之为医也，以莞为席，以刍为狗，北面而祝之，发十言耳，诸扶舆而来者皆平复如故。"《史记·魏其武安侯列传》云："武安侯病……使巫视鬼者视之。"据《汉书·艺文志》统计，西汉流行于世的数术之作，共"190"家，2528卷，其中包括天文、历谱、五行、龟、杂占、形法六大类。这些数术之作与"祝由"的渊源颇深。诸如此类著述繁多，若论其最具代表性者，当首推长沙马王堆汉墓出土的《五十二病方》，全书共载52种疾病及283方，其中涉及"祝由"的有39方。例如："以月晦日日下晡时，取由（块）大如鸡卵者，男子七，女子二七。先以由（块）置室后，令南北列，以晦往之由（块）所，禹步三，道南方始，取由（块）言曰：今日月晦，靡（磨）尤（疣）北。由（块）一靡（磨）□。已靡（磨），置由（块）其处，去勿顾。靡（磨）大者。"[①]

三、以情胜情和情志

情志相胜疗法的基本精神，就是在五行理论的指导下，有意识地采用另一种情志（所胜）去控制、调节因某种情志（所不胜）刺激而引起的疾病，从而可以达到治疗疾病的目的。《内经》认为情志的产生是由五脏之气化的结果，《素问·阴阳应象大论》："人有五脏化五气，以生喜、怒、悲、忧、恐。"同时情志分属于五脏五行，其相互之间亦存在着相互制约的关系。基于此，在治疗疾病时，人为地、有目的地选取另一种情志去调整致病的失常情绪。《素问·阴阳应象大论》："肝在志为怒，怒伤肝，悲胜怒；心在志为喜，喜伤心，恐胜喜；脾在志为思，思伤脾，怒胜思；肺在志为忧，忧伤肺，喜胜忧；肾在志为恐，

---

① 马王堆汉墓帛书整理小组.马王堆汉墓帛书（四）.北京：文物出版社，1985.

恐伤肾，思胜恐。"在此基础上，金代医家张从正又做了进一步的阐述："悲可以治怒，以怆恻苦楚之言感之；喜可以治悲，以谑浪亵狎之言娱之；恐可以治喜，以恐惧死亡之言怖之；怒可以治思，以污辱欺罔之言触之；思可以治恐，以虑彼志此之言夺之。凡此五者，必诡诈谲怪，无所不至，然后可以动人耳目，易人听视。"[1]

清·陈尚古所著《簪云楼杂说》中载有情志相胜法一验案，书云："归德府鹿邑有李姓书生，世代务农且家境贫寒，但其好学上进。遂于癸卯年会试得中，其父闻此佳讯便失声而大笑。至于第二年春，继而又得中进士，其父得知则笑疾更甚，初时且间歇发作时有休止，至后则常笑不休昼夜不息。进士对于父亲病情甚是担忧，于是请教于太医院医生遂得妙方，差家人告之其父言其病危将死，其父悲痛不已，十日之后复差人书信告之父亲其病已愈，其父闻之不复悲伤，自此笑疾遂愈。"[2] 笔者按：世人多以喜乐为善，殊不知太过则变生他害也。《灵枢·本神》："喜乐者，神惮散而不藏。"据上述病例所论：农家寒门出贵子，其父乐而忘形以生"笑"疾，经年而不愈。医者依情志相胜法以治之——诈以其子病危欲绝，遂得奇效而病愈，此为恐胜喜之验案。喜属阳而主升散，恐属阴而主降收，以阴制阳，收其涣散之气，使气机平复、阴阳得和，故能不药而愈。

（吴大洲）

先秦两汉「和」思想与《内经》理论建构

① 金·张子和.儒门事亲.北京：人民卫生出版社，2005.
② 清·陈尚古.女红余志簪云楼杂说.杭州：浙江古籍出版社，2011.

第六章 《内经》后"和"思想及"和"法的丰富与发展

第一节 仲景之"和"思想及"和"法研究

仲景《伤寒论》398条,"和"凡43见;《金匮要略》杂疗方以上,"和"凡36见。有学者指出,《伤寒论》之"和"有协调和谐、温和、相应、和缓、适度、调和等义[①]。还有学者认为,"调和"思想是仲景学说的重要组成部分[②]。笔者以为,仲景学术思想中,"和"有以下含义:首先,"和"是对天人正常关系与人体正常状态的描述;其次,"和"是论治的目的与总原则;第三,"和"是治疗的具体方法与手段;第四,"和"是制药、煎药与服药的方法;最后,"和"是药效判断及药后调护的原则。

一、"和"是仲景对天人正常关系及人体正常状态的描述

《金匮要略·脏腑经络先后病脉证第一》:"夫人禀五常,因风气而生长,风气虽能生万物,亦能害万物。如水能浮舟,亦能覆舟。若五脏元真通畅,人即安和。客气邪风,中人多死。千般疢难,不越三条:一者,经络受邪入脏腑,为内所因也;二者,四肢九窍,血脉相传,壅塞不通,为外皮肤所中也;三者,房室、金刃、虫兽所伤。以此详

---

① 程如海.《伤寒论》"和"字解.四川中医,1993(10):6.

② 李董男,艾青华.《金匮要略》"调和"思想及在肝病证治上的运用.医学与哲学,2009(3):68-69.

之，病由都尽。"

从本段来看，就天人关系而言，"和"是仲景对天人协调、和谐关系的描述（人禀五常，因风气而生长）；就人体状态而言，"和"是仲景对人体精气运行和顺、通畅，脏腑功能燮和统一状态的描述（五脏元真通畅）。反之，"失和"则是疾病发生乃至致人死亡的原因：或人体不能顺应天地四时之变化，天人关系失和，导致"四肢九窍，血脉相传，壅塞不通"，甚至"客气邪风，中人多死"；或人身精气运行失常，脏腑功能失和，导致"经络受邪入脏腑"；或"房室、金刃、虫兽所伤"，使人身精气脏腑失和而致病。

仲景在《伤寒论》与《金匮要略》中还多次以"身和""脉和""津液和""荣卫和""胃气和"等用语来表示人体之正常状态。可见，在仲景思想中"和"首先是对天人正常关系及人体正常状态的描述。

二、"和"是仲景论治的目的与原则

既然"和"是仲景对天人正常关系及人体正常状态的描述，"失和"是疾病发生乃至致人死亡的原因，那么恢复天人及人自身之和自然就是论治的目的。

《伤寒论》58条"凡病，若汗，若吐，若下，若亡血、亡津液，阴阳自和者，必自愈"，正是仲景这种论治思想的集中反映。

从条文解读，凡病，必然"阴阳失和"（此处之阴阳是阴阳在抽象意义上的概念），要"和"其"失和"，达到"阴阳自和"，病才会"必自愈"。要实现"阴阳自和"这个目的，有两个渠道：一是通过医工的治疗措施——若汗，若吐，若下，推而广之，药物治疗的其余诸法、针刺、艾灸、按跷、熏洗等皆在其例；二是通过病人机体自身的调节反应——若亡血、亡津液，如47条"太阳病，脉浮紧，发热，身无汗，自衄者愈"与49条"脉浮数者，法当汗出而愈。若下之，身重心悸者，不可发汗，当自汗出乃解。所以然者，尺中脉微，此里虚，须表里实，津液自和，便自汗出愈。"这两个渠道，归根结底其实是一个，因为在仲景的论治体系里，医工的治疗措施主要也是通过调节病人机体的反应以达到"阴阳自和"的目的。换言之，医工的所有治疗措施都是在"和"其"失和"，故"和"又是仲景论治的总原则。

三、"和"是仲景治疗的方法与手段

从宏观原则层面讲，《伤寒论》113方、《金匮要略》205方，都是"和"其"失和"，故都是"和"法；从具体临证层面讲，"和"又是仲景论治的具体方法与手段。

1. 仲景"和"思想在论治方法上的体现

（1）和阴阳

此处所称之阴阳，是阴阳在阳气与阴液这个具体意义上的概念。和阴阳者，燮理阳气阴液也。

《伤寒论》29条："伤寒脉浮，自汗出，小便数，心烦，微恶寒，脚挛急，反与桂枝欲攻其表，此误也。得之便厥，咽中干，烦躁吐逆者，作甘草干姜汤与之，以复其阳。若厥愈足温者，更作芍药甘草汤与之，其脚即伸。"

脉浮主虚；自汗出、小便数、微恶寒是阳气虚，攻表发汗更伤阳，使阳气大虚，故手足厥、烦躁吐逆；心烦、脚挛急是阴液不足，发汗亦伤阴液，故又添咽中干。手足厥、烦躁吐逆，阳气当急复，故仲景先辛甘复阳和阳气，后酸甘回阴和阴液。

（2）和荣卫

和荣卫者，调和荣卫也。《伤寒论》53条："病常自汗出者，此为荣气和。荣气和者，外不谐，以卫气不共荣气谐和故尔。以荣行脉中，卫行脉外，复发其汗，荣卫和则愈，宜桂枝汤。"和有弱义，《淮南子·原道训》："是故圣人将养其神，和弱其气，平夷其形，而与道沉浮俯仰。""荣气和"者，荣气弱也，《伤寒论》95条即言："太阳病，发热，汗出者，此为荣弱卫强，故使汗出。"仲景以桂枝汤桂芍、姜枣的配伍来调和荣卫。

调和荣卫的治法除用于太阳中风，自汗等病证外，还可用于荣卫

气液受伤所致的身痛。《伤寒论》387 条："（霍乱）吐利止，而身痛不休者，当消息和解其外，宜桂枝汤小和之。"霍乱病在脾胃，暴吐利伤及荣卫气液，故吐利止而身痛不休。仲景以桂枝汤益气养营而除身痛，故曰"消息和解其外"。

（3）和胃气

和有顺义，《周易·说卦》"和顺于道德而理于义"。和胃气者，顺胃气之降也。《伤寒论》70 条："发汗后，恶寒者，虚故也；不恶寒，但热者，实也，当和胃气，与调胃承气汤。"太阳病汗后不解，转属阳明，热邪结于胃，胃气不能顺降，症见不恶寒而蒸蒸发热、心烦、腹满，故以调胃承气汤除热结、降胃气。

此外，《伤寒论》71 条云："太阳病，发汗后，大汗出，胃中干，烦躁不得眠，欲得饮水者，少少与饮之，令胃气和则愈。"可见，还有太阳病大汗后伤及胃中津液，导致胃气不和，烦躁不得眠，欲得饮水。轻证与水即愈，重证当养胃生津以和胃气。

（4）和少阳

和有交通义，《庄子·田子方》："至阴肃肃，至阳赫赫；肃肃出乎天，赫赫发乎地；两者交通成和而物生焉。"少阳为三阴三阳之枢，和少阳者，交通三阴三阳也。《伤寒论》96 条："伤寒五六日，中风，往来寒热，胸胁苦满，默默不欲饮食，心烦喜呕，或胸中烦而不呕，或渴，或腹中痛，或胁下痞硬，或心下悸，小便不利，或不渴，身有微热，或咳者，小柴胡汤主之。"小柴胡汤，柴芩味苦，能祛阳之热而沉降入阴；姜夏味辛，能祛阴之寒而升散入阳；参枣草固守脾胃，从而达到"上焦得通，津液得下，胃气因和"的阴阳交通，三焦疏利之效。

（5）和津液

和津液者，使津液敷布复归于常也。《金匮要略·痰饮咳嗽病脉证并治》："病痰饮者，当以温药和之。"痰饮因津液敷布失常所生，仲景以温药温运脾胃之阳，畅通卫气，以消散痰饮，使津液敷布复归于常。

此外，《伤寒论》247 条："趺阳脉浮而涩，浮则胃气强，涩则小便数。浮涩相搏，大便则硬，其脾为约，麻子仁丸主之。"《金匮要略·呕吐哕下利病脉证治》："下利气者，当利其小便。"此皆津液敷布失常所致：前者胃气热，津液偏渗于前而小便数，大便硬；后者小肠泌别失司而小便少，大便溏泄。仲景针对病机，或润燥泻热，或利小便、实大便以恢复津液正常敷布，亦为和津液之义。

（6）和表里

和表里者，使表里和畅也。《伤寒论》93 条："太阳病，先下之而不愈，因复发汗，以此表里俱虚，其人因致冒。冒家汗出自愈。所以然者，汗出表和故也。里未和，然后复下之。"《金匮要略·黄疸病脉证并治》："黄疸，腹满，小便不利而赤，自汗出，此为表和里实，当下之，宜大黄硝石汤。"此皆表和而里未和（里实），下之里亦和，从而使表里和畅。

（7）和上下

和上下者，交通上下也。《伤寒论》173 条："伤寒胸中有热，胃中有邪气，腹中痛，欲呕吐者，黄连汤主之。"338 条"蛔厥者，其人当吐蛔。今病者静，而复时烦者，此为脏寒，蛔上入其膈，故烦。须臾复止。得食而呕，又烦者，蛔闻食臭出，其人常自吐蛔。蛔厥者，乌梅丸主之。"二者皆上热下寒，阴阳不交：前者以黄连汤分解寒热，交通阴阳；后者以乌梅丸散寒清热，安蛔止痛。

2. 仲景"和"思想在组方用药上的体现

在"和"的内涵部分笔者已言及，"和"是多元的统一。仲景"和"思想在组方用药上主要体现为功效特点相互对立之药的杂合运用，一如周学海在《读医随笔》对和法之论："以其有相反而相用者也。相反者，寒与热也，燥与湿也，升与降也，敛与散也。"

（1）消补之和

虚实夹杂者，消补兼施谓之和。《伤寒论》66 条："发汗后，腹胀满者，厚朴生姜半夏甘草人参汤主之。"脾虚腹胀，朴夏消之，参草补之。

（2）寒热之和

寒热错综者，寒热并用谓之和。《伤寒论》359 条："伤寒本自寒下，医复吐下之，寒格，更逆吐下。若食入口即吐，干姜黄芩黄连人参汤主之。"寒热格拒，芩连清之，姜参温之。

（3）升降之和

升降痞塞者，升降相因谓之和。《伤寒论》149条："伤寒五六日，呕而发热者，柴胡汤证具，而以他药下之，柴胡证仍在者，复与柴胡汤。此虽已下之，不为逆，必蒸蒸而振，却发热汗出而解。若心下满而硬痛者，此为结胸也，大陷胸汤主之。但满而不痛者，此为痞，柴胡不中与之，宜半夏泻心汤。"中焦气壅，姜夏辛开之，芩连苦降之。

（4）润燥之和

燥湿并存者，润燥相济谓之和。《金匮要略·肺痿肺痈咳嗽上气病脉证治》："大逆上气，咽喉不利，止逆下气者，麦门冬汤主之。"肺胃津亏复加痰气交阻，麦冬、参、草、枣甘润之，半夏辛燥之。

（5）敛散之和

邪正纠结者，敛散相成谓之和。《伤寒论》40条："伤寒表不解，心下有水气，干呕发热而咳，或渴，或利，或噎，或小便不利，少腹满，或喘者，小青龙汤主之。"外寒内饮，麻、桂、姜、辛、夏辛散之，五味、芍药酸敛之。

（6）刚柔之和

病势急迫者，刚柔相从谓之和。《金匮要略·肺痿肺痈咳嗽上气病脉证治》："肺痈，喘不得卧，葶苈大枣泻肺汤主之。"肺气壅塞，葶苈刚泻之，大枣柔护之。

（7）滑涩之和

腑（膀胱）实脏（肾）虚者，滑涩互施谓之和。《金匮要略·血痹虚劳病脉证并治》"虚劳腰痛，少腹拘急，小便不利者，八味肾气丸主之。"肾虚水潴，萸肉、山药补涩之，茯苓、泽泻滑利之。

以上所举，只是仲景在治法与组方上比较具体典型的"和"法，未尽之处，大体可以举一反三。

四、"和"是仲景制药、煎药与服药的方法

仲景制药、煎药与服药方法极有讲究，许多地方与后世之煎服法多有不同，可惜今人对此留意并能遵照者不多。笔者就《伤寒论》与《金匮要略》中涉及"和"字的仲景制药、煎药与服药方法总结如下：

1. 制药上

"和"是一种具体的制药方法，体现在以下三方面：一是丸剂制作。仲景丸剂制作大多以蜜和丸，如理中丸、薯蓣丸等。也有以枣肉和丸者，如竹皮大丸。二是散剂制作。如茵陈五苓散中茵陈末与五苓散相和，排脓散药散与鸡子黄相和，蛇床子散蛇床子末与白粉相和等。三是其他配制。如阳明病猪胆汁导方，以猪胆汁和醋之配制，防己地黄汤以地黄汁和其余四味酒浸汁之配制。

2. 煎药上

"和"是使一些有特殊煎煮要求之药发挥其最大效用的煎煮方法，具体体现在以下几方面：一是数味药分别煎取，去滓后合和重煎，如滑石代赭汤先煎百合去滓，别煎滑石、代赭，去滓后合和重煎；二是所有药一起煎煮后去滓重煎，如小柴胡汤；三是水与其他溶剂和合煎煮，如当归四逆加吴茱萸生姜汤水与清酒和煎、黄芪芍桂苦酒汤水与苦酒和煎、大半夏汤水与蜜和煎、柏叶汤水与马通汁和煎等；四是某些药煎煮好后，又和入其他药，如白通加猪胆汤中姜附葱煎毕，去滓内胆汁、人尿，和令相得。

3. 服药上

"和"是散剂的服用方法。仲景之散剂，有白饮和服者（如五苓散）、粥汁和服者（如硝石矾石散）、酒和服者（如当归芍药散）、浆水和服者（如半夏干姜散）、药汁和服者（如瓜蒂散）等。

五、"和"是仲景药效判断及药后调护的原则与标准

病人服药后的药效判断及药后调护是决定治疗成败的最后一环，仲景对此极为重视，许多方下都有详细交代。发汗法，以"遍身漐漐

微似有汗"（桂枝汤下）、"取微似汗"（麻黄汤及大青龙汤下）为度，
"不可令如水流离"，可以"啜热粥"或"温覆"以助汗，汗出止后服，
不必尽剂。"若不汗，更服依前法"；吐法，"得快吐乃止"（瓜蒂散
下），先以小剂，"不吐者，少少加"；下法，"得下，余勿服"（大承气
下），"勿令致大泄下"。可见，仲景药效判断及药后调护的原则是勿令
太过，勿令不知，以"和"为度。

第二节　仲景后"和法"的流变

从现存文献资料来看，仲景后到金元前，对"和"法进行专门探
讨的医家并不多。金元后，从成无己始，诸医家对"和"法的论述才
呈现方兴未艾之势。

一、外感热病"和"法

从前文可知，仲景在外感热病"和"法上有"和阴阳""和荣
卫""和胃气""和少阳""和津液""和表里""和上下"等丰富内容。
但从金代成无己《注解伤寒论》中提出"半表半里"的概念，又曰
"小柴胡为和解表里之剂"始，关于外感热病"和"法的探讨似乎就主
要沿着"半表半里"的道路前行，代表性的医家及理论有四：其一即
成无己之"和解少阳"法；其二为吴又可之"疏利开达"法；其三之
叶天士的"分消走泄"法；其四为俞根初之"和解三焦"法。

1. 和解少阳

关于少阳病，仲景并无"和解"的说法，只是在《伤寒论》148 条
言"伤寒五六日，头汗出，微恶寒，手足冷，心下满，口不欲食，大
便硬，脉细者，此为阳微结，必有表，复有里也。脉沉，亦在里也。
汗出为阳微，假令纯阴结，不得复有外证，悉入在里，此为半在里半

在外也……可与小柴胡汤。"可见仲景所谓"半在里半在外"亦即"必有表，复有里"，是指表里同病。

金代成无己在《注解伤寒论》注太阳病96条时，首先提出"半表半里"的概念（条文见前"和少阳"部分）。成氏曰："邪有在表者，有在里者，有在表里之间者，此邪气在表里之间，谓之半表半里证。"可见成氏所谓"半表半里"是指邪气既不在表，亦不在里，而在表里之间。由是观之，成无己的"半表半里"与仲景的"半在里半在外"的内涵是有差异的。

成氏注少阳病266条时又明确提出"和解"的概念："本太阳病不解，转入少阳者，胁下硬满，干呕不能食，往来寒热，尚未吐下，脉沉紧者，与小柴胡汤。"成氏注曰："太阳转入少阳，是表邪入于里。胁下硬满，不能食，往来寒热者，邪在半表半里之间。若已经吐下，脉沉紧者，邪陷入腑为里实。尚未经吐下，而脉沉紧，为传里，虽深，未全入腑，外犹未解也。与小柴胡汤以和解之。"其在《伤寒明理论·诸药方论·小柴胡汤方》下更是直接将"半表半里—和解—小柴胡汤"一线贯穿，至此，"和解少阳"法完全确立。其曰："伤寒邪气在表者，必渍形以为汗；邪气在里者，必荡涤以为利。其于不外不内，半表半里，既非发汗之所宜，又非吐下之所对，是当和解则可矣，小柴胡为和解表里之剂也。"

需要指出的是，笔者虽亦主张少阳之治当用"和"法，但在上一节中已言明，"和少阳者，交通三阴三阳也"，这应该更符合《伤寒论》本义（具体论述见"和少阳"部分）。

2. 疏利开达

成氏之后，"和"法在外感热病的发展当推吴又可之"疏利开达"法。吴氏在《瘟疫论》中提出瘟疫病"邪伏膜原"的认识与"疏利开达"的治法，认为瘟疫初起，邪气既不在表，亦不在里，而是伏于膜原，治以达原饮疏利开达邪气。其曰："温疫初起，先憎寒而后发热，日后但热而无憎寒也。初得之二三日，其脉不浮不沉而数，昼夜发热，日晡益甚，头疼身痛。其时邪在伏脊之前，肠胃之后，虽有头疼身痛，此邪热浮越于经，不可认为伤寒表证，辄用麻黄桂枝之类强发其汗。此邪不在经，汗之徒伤表气，热亦不减。又不可下，此邪不在里，下之徒伤胃气，其渴愈甚，宜达原饮。""槟榔能消能磨，除伏邪，为疏利之药，又除岭南瘴气；浓朴破戾气所结；草果辛烈气雄，除伏邪盘踞。三味协力，直达其巢穴，使邪气溃败，速离膜原。"

显然成无己之"半表半里"与吴又可之"邪伏膜原"对病位的定位极其相似，不过成氏之"半表半里"只是一个概念，吴氏则将其确定为"伏脊之前，肠胃之后"，并借《内经》之"膜原"命之。故吴又可"邪伏膜原"的认识很可能是受成无己"半表半里"概念的启示。从这个角度讲，吴氏"疏利开达"法是成氏"和解少阳"法的发展。

3. 分消走泄

吴氏之后，"和"法在外感热病的进一步发展当推叶天士之"分消走泄"法。叶氏在《温热论·邪留三焦》中曰："再论气病有不传血分，而邪留三焦，犹之伤寒中少阳病也。彼则和解表里之半，此则分消上下之势。随证变法，如近时杏、朴、苓等类；或如温胆汤之走泄。因其仍在气分，犹有战汗之门户，转疟之机括也。"认为温热病中湿热之邪流连三焦，宜用分消走泄法。分消是因势利导，用开上、畅中、渗下的方法祛除湿邪；走泄是用行气之品畅通气机，使气行湿去。

笔者以为，分消走泄法亦可以认为是"和解"法的一种，叶氏明确说"邪留三焦，犹之伤寒中少阳病也"。不过温病"邪留三焦"与伤寒少阳病之区别在于："彼则和解表里之半，此则分消上下之势。"吴鞠通后之温病学家受其温病三焦传变认识的影响，大多认为伤寒是由表传里，温病是由上传下，故"表里之半"与"上下之势"似乎有质的区别。但我们深究叶氏之论就知道，"邪留三焦"之实质是湿热邪气既不在卫表，亦未入营血，徘徊流连气分又未入于阳明之腑，故其"三焦"亦有表里之半的意味在其中矣！

4. 和解三焦

叶氏之后，"和"法在外感热病的发展当推俞根初之"和解三焦"法（广义）。俞根初在《通俗伤寒论·六经治法》中曰"少阳宜和"，并在前人基础上自创和解剂 14 方。其中最有特点的，当属柴胡达原饮之"和解三焦"法（狭义）与蒿芩清胆汤之"和解胆经"法。

俞氏之柴胡达原饮是由小柴胡汤与达原饮化裁而来。其以柴、芩疏泄膜原，枳壳、桔梗开上，厚朴、草果畅中，青皮、槟榔达下，并以荷梗透之、甘草和之，以成和解三焦之剂。何秀山在此方下按曰："《内经》言邪气内薄五脏，横连膜原。膜者，横膈之膜；原者，空隙之处。（膜原）外通肌腠，内近胃腑，即三焦之关键，为内外交界之地，实一身之半表半里也。凡外邪每由膜原入内，内邪每由膜原达外。此吴又可治疫邪初犯膜原，所以有达原饮之作也……虽云达原，实为和解三焦之良方。"认为膜原为一身之半表半里，是内外交界之地，三焦之关键，亦是邪气入内出外之门户，故邪在膜原当达原以为治，而达原法之实质亦是和解法。

俞氏之蒿芩清胆汤是由小柴胡汤、温胆汤与碧玉散化裁而来。其以青蒿代柴胡的避秽宣络之功更著，蒿、芩、竹茹清泻胆火，枳壳、二陈和胃化痰，碧玉、赤苓导邪外出，而成和解胆经之剂。何秀山在此方下按曰："足少阳胆与手少阳三焦合为一经，其气化一寄于胆中以化水谷，一发于三焦以行腠理。若受湿遏热郁，则三焦之气机不畅，胆中之相火乃炽。"认为胆与三焦同属少阳，故其气化相通。胆气为湿热所郁遏，则三焦气机不畅，故邪在胆经亦当用和解法以畅三焦气机。

由上可见：其一，俞氏之"胆"与三焦有密切关系，蒿芩清胆汤所主胸痞作呕、寒热如疟等症亦为三焦气机不畅所致，故广义而论，其"和解胆经"法亦可归入"和解三焦"法之属，此亦笔者以"和解三焦"统论俞氏和解法之缘由；其二，俞氏之膜原、三焦理论，是综合成氏之半表半里、吴氏之邪伏膜原、叶氏之邪留三焦认识而来，可谓集其成者；其三，俞氏之"和解三焦"法（狭义）是融伤寒之"和解少阳"与温病之"疏利开达"于一炉、"和解胆经"法是融伤寒之"和解少阳"与温病之"分消走泄"于一炉，故其"和解三焦"法（广义）亦可谓集伤寒、温病"和"法之成也。

除上述四家之外，清中医家戴天章与清末医家何廉臣还就外感热病"和"法的组方用药特点进行了总结。戴天章在其《广瘟疫论·和法》中曰"疫邪尤有宜和者"，认为"和"法是时疫治疗的重要方法，并提出："寒热并用之谓和，补泻合剂之谓和，表里双解之谓和，平其亢厉之谓和。"具体而言，时疫之热夹有他邪之寒者，当寒热并用；时疫之邪气实，人之正气虚者，当补泻合用；疫邪既有表证，复有里证者，当表里双解；时疫之大势已去，而余邪未解者，当平其亢厉。同时列出时疫宜"和"之证，计有寒热往来、盗汗、口苦、咽干、头眩、舌强、渴、胸胁满、耳聋、小便黄、呕吐下利而心下痛、口干舌强而恶寒、大小便闭而寒热、痞满而悸、二便自利而舌苔、形体瘦损等。何廉臣在其《重订广温热论·和解法》中曰："凡属表里双解，温凉并用，苦辛分消，补泻兼施，平其复遗，调其气血等方皆谓之和解法。和法者，双方并治，分解其兼症夹症之复方。"可见其"和解"之论与戴氏略似，认为"和"法即复合以治之法。不过何氏将疾病善后之"平其复遗，调其气血"亦归入"和"法。同时，何氏认为此种"和"法当用小方、缓方以治，"和法者……及调理复症遗症之小方缓方也"，这又彰显其"和"法亦为和缓之法之义。

二、内伤杂病"和"法

内伤杂病"和"法，张景岳倡其始，汪昂、程钟龄踵其后。景岳之所谓"和"法，其实主要是调和脾胃法。汪昂认为"和"法之用，在于分理阴阳、调和营卫。程钟龄则认为，"和"法可兼诸法。此外，唐容川在血证治疗中善用"和"法，亦可看作是内伤杂病"和"法之重要发展。

1. 景岳、汪昂、钟龄之"和"法

张景岳在其《景岳全书·新方八阵·和略》中曰："和方之制，和其不和者也。凡病兼虚者，补而和之；兼滞者，行而和之；兼寒者，温而和之；兼热者，凉而和之。和之为义广矣，亦犹土兼四气，其于补泻温凉之用，无所不及，务在调平元气，不失中和之为贵也。"认为和方是用来和其不和的，"和"法的包涵非常广泛，其要义在于"调平

元气，不失中和"。但观其新方八阵、古方八阵之和阵中所列近 400 首和方，大率为和中健运之剂。在《景岳全书·卷五十二》中论及和阵用法时复言："病有在虚实气血之间，补之不可，攻之又不可者，欲得其平，须从缓治，故方有和阵。"认为和阵是用来治疗病机虚实气血错综，纯补纯攻皆不可之疾病，此类疾病须从平从缓治。具体方法就是通过和中健运、调理脾胃，从而达到"调平元气"，使疾自愈之目的。在《景岳全书·微温和中诸方》中，他还选择了二陈汤、六君子汤、金水六君煎、平胃散、藿香正气散与乌梅丸等六个方剂作为其"和"法的代表，这些方剂正是其和中健运、调理脾胃之"和"思想的集中体现。

景岳之后，清代汪昂在其《医方集解·和解之剂》中提出"和解之剂，用以分理阴阳、调和营卫"，认为"和"法的作用在于分理阴阳、调和营卫。观其所列 17 首和解方，除和解少阳（小柴胡汤）之外，还包括升降阴阳（黄连汤）、太少两解（黄芩汤）、调和气血（芍药甘草汤）、调和六气（六和汤）、调和肝脾（痛泻要方）、调和阴阳（阴阳水）、调和诸药（甘草黑豆汤）等。汪昂的"和解之剂"，在一定程度上拓宽了"和"法的运用。

汪昂之后，程钟龄踵景岳八阵之余绪，在《医学心悟·论和法》中首倡汗、吐、下、和、清、温、消、补等"医门八法"。对于"和法"，程氏一方面承成无己"半表半里"之说，将"和"法定为小柴胡汤之和解法，其曰"伤寒在表者可汗，在里者可下，其在半表半里者，惟有和之一法焉，仲景用小柴胡汤加减是已"；另一方面又踵景岳"和之为义广矣"的认识，认为"和"法可兼诸法，变化无穷，其曰："有清而和者，有温而和者，有消而和者，有补而和者，有燥而和者，有润而和者，有兼表而和者，有兼攻而和者。和之义则一，而和之法变化无穷焉。"总体来看，程氏只是将"和"法进行了一些总结，于其内涵并无实质发展。

2. 唐容川之"和"法

唐容川在《血证论·用药宜忌论》中曰："汗吐攻和，为治杂病四大法。而失血之证则有宜不宜……至于和法，则为血证之第一良法。表则和其肺气，里者和其肝气，而尤照顾脾肾之气。或补阴以和阳，或损阳以和阴。或逐瘀以和血，或泻水以和气。或补泻兼施，或寒热互用。许多妙义，未能尽举。"认为吐法为血证严禁使用，而汗、下法为血证选择地使用，而和法则为"血证之第一良法"。"和"法的妙义在于调和肝肺、调和阴阳、调和气血、补泻兼施、寒热互用等。

唐容川对"和"法的推崇，体现在小柴胡汤于其血证治疗中的广泛运用上。唐氏认为，"此方乃达表和里，升清降浊之活剂"（《血证论·卷七》）"为通利三焦，治肺调肝，和营卫之良方"，血证治疗中"加减得宜，左宜右宜"。血出兼有外感者，和止取效，小柴胡加荆、防、紫苏疏表，归、芍、丹皮理血；出血而成血瘀者，和化收功，小柴胡或加归、芍、丹皮，或加红花、血竭，或加大黄、牛膝以调和气血，化瘀消滞；失血家停食作泻者，小柴胡加三仙、莱菔子以和解消导；失血家气火上逆者，小柴胡加龙胆、黄连，龙骨、牡蛎和肝降逆；失血家津液不布发渴者，小柴胡加丹皮、桃仁、牛膝和水布津。诸般用法，别开生面。

唐容川血证之"和"法，进一步拓展了"和"法及小柴胡汤在内伤杂病中的运用，"诚谓补前贤之未备，拓后学之门径"。[1]

（田永衍）

---

[1] 乔连厚，张剑宇，刘冬岩.《血证论》和法浅析.山西中医，1992（6）：13-14.

第七章 "和" 思想的评价与反思

中华传统文化（包括中医学）重关系、重动态、重宏观、重整体的"和"思想与西方文化（包括西医学）重实体、重静态、重微观、重分析的"二元对立"思想形成鲜明对比。有研究者通过问卷调查与数据分析的方法研究指出，中西方的思维方式存在文化差异，中国人的思维方式倾向于连续统合，而西方人的思维方式倾向于二元对立 [①]——这种对比正是客观冷静地评价"和"思想之价值，并对其进行理性反思的基础与关键。

第一节 "和" 思想的文化价值

作为中华传统文化的核心精神，"和"深刻地影响了先秦以至明清中华文明的基本走向，而自古希腊以来西方文明发展的基本趋向则是由"二元对立"思想决定的。

在自然领域，"二元对立"思想沿着"二元对立—主客异体—分析还原"的逻辑路线演进。毋庸置疑，这一路线的最大优点在于将人从自然中独立出来，使主体与客体相区别，从而实现了人对自然界客观中立的解剖式研究（这也是近现代西方科技取得巨大成就的根本原

---

① 马丽，滕修攀 . 中西方思维方式的文化差异研究——二元对立与连续统合的视角 . 社会心理科学，2010（2）：13-17.

因）。但这种方法的天然缺陷亦在此，即将主体（即人）与客体（即自然界）人为地对立、分裂。所以，当人类凭借近现代科技的力量，在与自然的关系中处于貌似优势的位置时，就很容易把与自己相对立的自然看成是被征服与统治的对象，其典型表现便是近现代哲学界的"人类中心主义"思潮。概而言之，在人与自然的价值关系中，人类是主体，自然是客体，价值评价的尺度掌握在人类手中，任何时候说到"价值"都是指"对于人的意义"；在人与自然的伦理关系中，应当贯彻"人是目的"的思想；人类的一切活动都是为了满足自己生存与发展的需要，一切人类活动应当以人类自身的利益为出发点和归宿[1]。同时，随着20世纪科技的加速进步与其在人类社会发展中巨大作用的逐步凸显，在"人类中心主义"的基础上又产生了"技术理性主义"。简而言之，技术理性主义认为，科学技术是划分人类社会历史发展阶段的标准，科技可以掌控人类社会的进程与方向[2]。人类中心主义与技术理性主义的相互影响，使得人的主观能动性被无限放大，自然沦为人类肆无忌惮地征服与掠夺的对象，科学技术则是人类征服与掠夺自然的有力武器。正如恩格斯所说："我们不要过分陶醉于我们对自然界的胜利，对每一次这样的胜利，自然界都报复了我们。"[3]的确，随着人类征服与掠夺自然步伐的加快，逐渐出现了环境污染、资源枯竭、物种灭绝、土壤沙化、地质灾害频发等严重的生态危机，为人类社会的未来敲响了警钟。

在社会领域，"二元对立"思想沿着"二元对立—个人本位—制度约束"的逻辑路线演进。首先，西方哲学将个人与社会看成是相互对立的矛盾体；其次，每个个人都是彼此独立的"原子"式个体；最后，个体与个体之间、个体与社会之间关系的协调主要是通过制度的约束而不是个人道德或社会伦理。从柏拉图的理想国到亚里士多德的公民

① 冯石岗，纪美静，马婕. 人与自然关系认识的发展历程初探. 华章，2011（27）：12.
② 李建松. 评现代西方资产阶级的"技术理性主义"思潮. 世界经济与政治，1992（8）：17-23.
③ 中央编译局. 马克思恩格斯选集·第三卷. 北京：北京人民出版社，1972.

理论，从霍布斯的市民社会到洛克的社会契约，从马基雅维利的君主权术到孟德斯鸠的三权分立，无不是试图通过制度的设计和约束来实现社会自由、平等、公平、公正的秩序①。必须承认，从社会史的角度看，这样的制度设计思想是迄今为止人类社会组织形式中较优的选择。但相对于无限丰富的社会生活，制度的约束范围毕竟是有限的，社会生活中制度之外的大片空白仍需要个人道德与社会伦理的调解。这时，"技术理性主义"又显现出它的另一个危害：作为客体性异己力量（技术）对人主体性的主导②——人们遗忘了个人道德与社会伦理的价值，专注于对个人物欲享受和物质利益最大化的追求，人与人的关系异化为物与物的关系③。于是，伴随着价值观念的混乱，出现了拜金主义、享乐主义盛行，贫富差距增大、社会道德滑坡、公平诚信缺失等严重的价值与道德危机。正如马克思所说："技术的胜利似乎是以道德的败坏为代价换来的。随着人类愈益控制自然，个人却似乎愈益成为别人的或自身卑劣行为的奴隶，甚至科学的纯洁光辉仿佛也只能在愚昧无知的黑暗背景上闪耀。我们的一切发现和进步，似乎结果是使物质力量具有理智生命，而人的生命则化为愚钝的物质力量。"④

　　自然领域的生态危机和社会领域的价值与道德危机，迫使人类不得不重新审视人与自然、人与社会、人与人之间的相互关系，中国传统文化之"和"思想再次受到重视。要之，在人与自然关系上，中国传统文化崇尚"天人合一"，即通过对自然规律的尊重与顺应，以实现人与自然的和谐；在人与社会的关系上，中国传统文化崇尚"遵礼守义，以和为贵"，即通过伦理价值的引导与调解，以实现人与社会的和谐；在人与人的关系上，中国传统文化崇尚"守中致和，和而不同"，即通过个人内在道德的修养，以实现人与人的和谐，从而实现自然、社会与个人的和谐共存。

① 丘有阳.和谐社会的中西哲学基础探究.集美大学学报，2007（4）：10–13.
② 朱先莉.论技术理性扩张下人生存困境的反思与解放.赤峰学院学报，2009（10）：26–27.
③ 刘志远.技术理性的批判与反思.法治与社会，2010（5）：276–278.
④ 中央编译局.马克思恩格斯选集·第二卷，北京：北京人民出版社，1972：78–79.

此外，《左传》与《国语》中"和民""和平"的内政、外交主张；《易经》与《礼记》中社会政治之"和"的实现，需要治理者"仁人爱民""以德治国"的论述；《管子》与《晏子》中"和合"上下、民众则国强的认识；《孟子》与《荀子》的"人和"思想等对现代国家的治理者也具有重要的借鉴意义。可以预见，中国传统文化之"和"思想将成为疗救现代社会诸多弊病的一张良方。

第二节 "和"思想的医学价值

恩格斯在《自然辩证法》中指出："不管自然科学家采取什么样的态度，他们还是得受哲学的支配。"[1] 中华传统文化重关系、重动态、重宏观、重整体的"和"思想，深刻地影响了《内经》以降中医学的理论与实践。同样，近现代西医学的成就亦是在重实体、重静态、重微观、重分析的"二元对立"思想指引下取得的。

"二元对立"思想对西医学的影响体现在三个方面：①在研究方法上，西医学将研究者（主体）与研究对象（客体，具体而言即病人与疾病）相互对立，且将病人看作剥离了全部社会属性的、纯生物学意义上的自然人，将疾病看作完全可以用偏离正常的、可测定的生物学变量（解剖的、生理的及生化的）来说明的人体变化[2]；②在病因认识上，将人体与疾病相互对立，用分析还原的方法向微观方向寻找病因——从人体之外的微生物，到人体自身的组织、细胞，直至基因；③在治疗思路上，强调治疗措施与特异病因、病理变化及局部病灶的对抗性，如抗生素对致病菌的杀灭、高血压的扩血管降压、肿瘤病灶的手术切除等。不可否认，19 世纪以来，特别是 20 世纪中后期，伴

先秦两汉「和」思想与《内经》理论建构

---

① 中央编译局.马克思恩格斯选集·第三卷.北京：北京人民出版社，1995：533.
② 何裕民.中医学方法论.北京：中国协和医科大学出版社，2005：134.

随现代科学技术的进步，西医学取得了举世瞩目的成就：传染病及感染性疾病得到有效控制；CT、核磁共振、血管造影、介入疗法等诊断与治疗技术的进展，使医学整体水平不断提高，人类平均寿命显著延长[1][2]。与此同时，西医学单纯生物医学模式的局限性也在一步步显现：首先，随着社会生产力的发展及人们生活水平的提高，疾病谱、死因谱发生了改变——与经济、社会、环境、生活方式、个性等因素相关的肿瘤、心脑血管病、糖尿病等慢性非传染性疾病成为人类健康的首要威胁，单纯生物医学模式面对这类疾病显得苍白无力。其次，抗生素的广泛应用导致细菌的耐药性增强，老的传染病有卷土重来之势（如肺结核）；同时，环境污染和破坏的加剧，又使新的传染病不断涌现（如禽流感、非典等），单纯生物医学方法面对这些问题显得捉襟见肘[2][3]。再次，对抗性治疗思路下过度治疗的危害日益凸显，比较典型的如抗生素滥用导致超级细菌的出现与药物不良反应的增加（据有关报道，中国每年有 20 万人死于药物不良反应，其中40% 与滥用抗生素有关[4]）及恶性肿瘤过度放化疗、过度手术反致病人生存期缩短等（何裕民教授认为，肿瘤病人有 30%～ 40% 死于过度治疗[5]）。

虽然现代西医学在一定程度上也意识到了这些问题的严峻性，并在 30 多年前就提出以生物—心理—社会（或许还要加上伦理）的新医学模式来取代固有的单纯生物医学模式。但"二元对立"哲学方法的先天缺陷与长期生物医学思维的积淀惯性，使这一模式在西医临床几乎没有操作的可能性与现实性。在这一背景下，中医学及《内经》"和"思想的价值被重新认知。

首先，《内经》"和"思想对慢性非传染性疾病的预防与治疗具有

① 康健，彭子京，豁剑秋 . 丰碑高耸，阴影亦浓——现代医学的成就与困境 . 生活与健康，2009（10）：28–30.

② 何裕民 . 中医学方法论 . 北京：中国协和医科大学出版社，2005：200–204.

③ 肖舒楠，雷李洪 . 医学专家胡大一：过度检查和过度治疗对人有害 . 百姓生活，2011(8)：46–47.

④ 中国滥用抗生素情况令人震惊 . 报刊荟萃，2011（3）：12.

⑤ 谭敦民 . 不可忽视的过度治疗——访上海中医药大学博士生导师何裕民 . 中华养生保健，2008（3）：29–30.

无可替代的价值。就其预防而言，这类疾病往往很难找到明确的病因，其发生呈多因素非线性的复合因果关系。《内经》倡导人与自然、人与社会及个人精气、形神谐和的多元养生观恰对这种复合因果具有较强针对性。就其治疗而言，中医学强调辨证（"证"是机体对致病因素的综合反应），主张通过"和其不和"以实现人整体的健康。这种治疗思路与方法，可以显著缓解此类疾病的症状，提高病人的生活质量，延长其生命。其次，《内经》"和"思想对新型传染性疾病的预防与治疗具有巨大价值。就其预防而言，我们必须认识到，微生物在地球的存在远比人类要古老，作为地球生态系统的重要组成部分，微生物具有天然的环境适应能力，故试图通过人力将其赶尽杀绝的做法绝不是长治久安之计。只有通过保护自然环境，限制人类不当行为，提高人自身对环境的适应能力，实现人与环境的和谐相处才是治本之道；就其治疗而言，中医与传染性疾病斗争2000多年，经验丰富，疗效可靠。尤其在西医学对新型传染性疾病缺乏有效治疗手段时，这种经验与疗效就显得更加难能可贵，防治"非典""禽流感"等疾病中中医的表现可见一斑。最后，《内经》"和"思想及中医学"和法"对矫正过度治疗的危害具有明显价值。《内经》主张通过机体整体动态功能的相对协调而不是局部实体形态的绝对正常来把握健康的"邪正和"思路与中医学"调和邪正"的方法，是许多疾病治疗的有益选择。以恶性肿瘤治疗为例，有文章指出，当前临床上过度强调肿瘤的消除和癌细胞的杀灭，盲目地认为肿瘤没有了，病就好了。而结果往往是"肿瘤还在，钱没有了，人也没有了"[①]。所以裘沛然先生总结："我这一生，看好不少癌症，也看砸了不少癌症，过了九十才豁然顿悟：要和癌症'和谐共处'。"[②] 汤钊猷先生亦认为，在肝癌的治疗中，需要提防"过度治疗"，主张对肝癌应消灭与改造并举，其"改造"的方法之一就是运用

① 谭敦民．不可忽视的过度治疗——访上海中医药大学博士生导师何裕民．中华养生保健，2008（3）：29-30.
② 胡展奋，章原．琐忆裘沛然．文汇报，2010（15）.

中医中药[1]。

此外，《内经》"无代化，无违时"的"天人和"治疗原则，"粗守形，上守神"的"形神和"治疗技术，"病为本，工为标"（在疾病的治疗中，医生及医生的治疗措施只是"标"，病人及病人的身心状态才是"本"，故良好的医患关系是取得满意疗效的前提与保证）的"标本和"治疗艺术，都对未来医学的发展具有重要的启示。

第三节 "和"思想的反思

正如《道德经·五十八章》所言"祸兮福之所倚，福兮祸之所伏"，世间事物利弊总是相伴而生的，中华传统文化与《内经》"和"思想对先秦以来中国社会与中医学的影响亦是如此。

中华传统文化"和"思想对中国社会的消极影响表现：首先，"和"思想折射的农耕生产生活方式下"主客混同"的认识论，使古代中国不能孕育出近现代意义上的科学理论。如前所述，"和"思想是农耕生产生活方式的产物，而农耕生产生活方式天然决定的"天人一体、主客混同"的认识论，使中国古人对自然现象容易采取重视其利用而忽视对其背后实质进一步探求的态度。正如有学者所言："他们没有将自然界当成一个独立的研究客体，相反却用自然现象为自己的道德伦理服务。各种自然、社会现象都在阴阳五行、天人感应、天人合一的形式框架下附会类比，忽视了对物质结构的探求，忽视了对具体现象的实证分析，只注重表象的描述和比附，使中国科学技术长期不能形成反映本质的基本概念和范畴。"[2] 所以尽管在漫长的上下五千年的生产生活实践中，中华民族发现了大量的科学现象，但古代中国终究不能

---

① 汤钊猷.关于肝癌治疗的策略.临床肝胆病杂志，2011（4）：337-339.
② 李玉辉.中国古代科学观研究.上海：华东师范大学，2011.

孕育出近现代意义上的科学理论。其次，"和"思想反映的宗法制治理传统妨碍了古代中国民主与法治精神的培育。如前所述，"和"思想是宗法制社会结构的产物，但在其完成理论升华后反过来又顽强地维护了宗法制社会结构。从普通民众来讲，"和"思想倾向于强调个人对社会的义务及个人在社会中的整体价值，排斥个人权利与义务的对等性及个人在社会人伦关系中的独立性、自由性，这导致中国普通民众长期以来的"臣民""子民"意识浓厚而公民意识淡薄，但公民意识恰恰是民主精神与制度的基础[1]；从社会治理者来讲，"和"思想对道德、伦理在社会治理中作用的过度强调与先贤们在此基础上对乌托邦式和谐社会的描画，使人们几乎放弃了对公正、公平现实制度建设的思考与追求，这导致古代中国始终没能培育出法治精神与传统。公民意识的淡薄与法治精神的缺失，又使中国历经 2000 年的历史积淀也没能形成一套良性的政治循环与社会可持续发展机制。所以尽管秦汉以来朝代屡有更替，但古代中国社会终究没有逃出"家国一体"的宗法制结构轮回与"其兴也勃焉，其亡也忽焉"的历史周期律。再次，"和"思想体现的"伦理—政治"型文化在某种程度上对古代中国社会的革新与进步产生了负面影响。如前所述，"和"思想是"伦理—政治"型文化的产物，"伦理—政治"型文化将伦理政治化的同时也将政治伦理化，这样的结果便是造就一个超稳定的社会结构。一个结构过于稳定的社会必然是一个保守的社会，它往往本能地排斥各种新生的、可以促进社会革新与进步的因素和力量（这一点明清以来的中国历史可以证明）。同时，从历史唯物主义的角度看，无论是经典马克思主义的"革命是历史的火车头"论[2]，还是邓小平的"改革是中国的第二次革命"论[3]，都认为社会矛盾的对立与斗争是社会革新与进步的动力（革命与改革，其实质都是社会各阶级与阶层之间矛盾斗争的产物），而"和"却对这种社会矛盾的对立与斗争具有较强的消解力，所以"和"

---

① 马祥富. 公民意识与中国法治. 济宁学院学报, 2010（4）: 78-80.
② 中央编译局. 马克思恩格斯全集·第七卷. 北京: 人民出版社, 1959.
③ 中共中央文献编辑委员会编辑. 邓小平文选·第三卷. 北京: 人民出版社, 1993.

思想在一定程度上对古代中国社会的革新与进步产生了负面影响。

《内经》"和"思想对中医学发展的消极影响表现：其一，"和"思想对关系与动态的强调使中医学对本体与静态的关注度不够，导致传统中医理论认识论色彩明显而本体论内容欠缺。如阴阳理论，虽然在对人体组织阴阳分类时它也有一定的本体意义，但其在中医学中更重要的是作为一种思维方法与认识工具发挥着作用；又如藏象理论，虽然普遍公认解剖学方法对其创生具有奠基作用，但随后的发展仍然不可避免地走上了以象测藏、以功能论本体的认识工具道路。这样的结果，当然有当时科技水平制约的客观因素，但不可否认，先秦"和"思想对关系与动态的强调依然是非常重要的主观原因。正如有学者所言："这种渐次形成的忽视结构、注重功能的认识方法，就使中医学理论慢慢变成了一种偏离形体结构的哲学思辨。"[①] 中医学本体论内容的欠缺：一方面，造成中医临床实践很难在技术操作层面进行精细的规范，其疗效的提高主要依赖个人的经验与体悟；另一方面，"造成人们在进行中医基础实验、临床评估和新药开发等实际工作研究时，较多地借用现代医学的形态学理论，从而导致中医药研究的诸多困惑。"[②] 这些显然都不利于中医理论的深入与实践的积淀。其二，"和"思想对整体与宏观的强调，导致传统中医理论存在对局部与微观问题认识的短板。一直以来，整体观念都被看作中医理论的一大特点，但"笼统地肯定'整体观念'，却暗含着对'局部观念'以及相关哲学和科学方法的否定"[③]。从哲学角度看，整体与局部的关系是辩证的，"没有对局部的透彻了解，整体研究只能是对现象的描述"[④]；从临床实践看，"凡是局部病变为主的疾病，在理论上就以局部解决为好。如老年性白内障，未来也许有可能通过全身调整治好，但局部手术方法却至少已使用了两千年"[⑤]。无疑，"和"思想下中医学对整体的过度强调，在一定程度

---

① 李金田，李娟.整体观是中医学特色与优势的思考.医学与哲学，1991（5）：23–25.

② 鉏桂祥，李其忠.谈中医"形态"观.上海中医药大学学报，2007（6）：28–32.

③ 刘延伶，赵洪钧."整体观念"特色论之反思.医学与哲学，2002（4）：45–46.

④ 李金田，李娟.整体观是中医学特色与优势的思考.医学与哲学，1991（5）：23–25.

⑤ 刘延伶，赵洪钧."整体观念"特色论之反思.医学与哲学，2002（4）：45–46.

上确实妨碍了其对局部问题的认识，从而制约了中医临床疗效的提高（如主流中医理论对局部针对性特效疗法的不重视）。宏观与微观的问题亦是如此，有学者指出："传统中医的辨证方法，主要依靠望、闻、问、切来收集辨证资料，这种方法虽然强调了机体内外的联系，但许多临床病例表明，内在的病变并不一定都能在体表征象上反映出来。"[①] 同时，"随着现代医学的发展，出现了很多传统中医四诊'无证可辨'或因信息量少'难以辨证'，而实验室检查或影像学诊断发现的疾病，如无症状性心肌缺血、隐匿性肾炎、隐性糖尿病等。或者某些疾病经过治疗，'证'消失而现代医学检查显示疾病未愈的情况"[②]。对传统中医理论而言，没有征象，就没有辨证用药依据，但机体又的确处在非健康状态。显然，传统中医学对微观问题认识的短板在很大程度上限制了其实践视野。

有鉴于此，著者以为，未来中医工作至少有以下两个着眼点：中医理论研究层面，应该在中医主体性认识论与方法学的指导下，结合现代科技手段与医学知识，补充与完善中医本体论内容。其实，20世纪以来，随着现代科学技术的迅猛发展与不同学科知识的相互渗透，传统中医理论体系也在悄然嬗变。面对近现代医学对于人体形态结构与微观生理病理的最新认识，中医学在一定程度上也进行了开放性吸纳。但这种吸纳或是基于个人的临床经验，或仅停留在点对点的水平，缺乏成体系的理论与认识。确立现代知识背景下功能与结构统一、整体与局部结合、宏观与微观兼顾的中医本体理论体系，是未来中医学发展必然要解决的一个大问题，需要我们付出极大的努力；中医临床实践层面，应该打破长期以来对"整体观念"与"辨证论治"过于强调的局面，采用更为务实与有效的诊疗模式，以切实提高中医临床实践水平。就目前来看，病证结合诊疗模式可能是一个较好的选择。所谓病证结合诊疗模式，即"在中医理论指导下，通过对发病特点、病

---

① 杨巨成. 宏观与微观——中医辨证的新思路. 中医民间疗法，2010（6）：64.

② 陈可冀，蒋跃绒，谢元华. 病证结合治疗观的过去与现在. 中国中西医结合杂志，2011（4）：437–443.

变部位、疾病表现于外的临床症状、体征等的辨识，并吸收现代医学先进的检测手段，延长和拓宽传统望闻问切四诊的诊断视野，分析、总结疾病的病因、病机和内在规律"①。这一模式既注重疾病本身发生、发展的规律（即"病"，包括局部组织形态结构的改变、微观生理生化指标的改变等），又注重人体对疾病宏观、整体、动态的反应性（即"证"），能有效地拓宽中医实践视野，提高中医临床疗效。同时，这一模式还可以实现与中医本体理论体系的互动（基于功能与结构、整体与局部、宏观与微观的统一），在实践中不断丰富和完善中医本体理论体系。

总之，对于"和"思想，我们应该把握一定的度及其适用的特定环境和条件，只有这样，我们才能在未来的工作中扬长补短，更好地促进中国社会与中医学的发展。

（田永衍）

---

① 陈可冀，蒋跃绒，谢元华. 病证结合治疗观的过去与现在. 中国中西医结合杂志，2011（4）：437-443